上海市执业药师协会　组织编写

呼吸系统疾病合理用药

郇时民　朱惠莉　主编

華東理工大學出版社
EAST CHINA UNIVERSITY OF SCIENCE AND TECHNOLOGY PRESS
·上海·

图书在版编目(CIP)数据

呼吸系统疾病合理用药/邬时民,朱惠莉主编.—上海：华东理工大学出版社,2017.4

ISBN 978-7-5628-4955-1

Ⅰ.①呼… Ⅱ.①邬… ②朱… Ⅲ.①呼吸系统疾病-用药法 Ⅳ.①R560.5

中国版本图书馆 CIP 数据核字(2017)第 048589 号

策划编辑 / 周　颖
责任编辑 / 周　颖
装帧设计 / 肖祥德
出版发行 / 华东理工大学出版社有限公司
地址：上海市梅陇路 130 号,200237
电话：021-64250306
网址：www.ecustpress.cn
邮箱：zongbianban@ecustpress.cn
印　　刷 / 上海华教印务有限公司
开　　本 / 890 mm×1240 mm　1/32
印　　张 / 7.25
字　　数 / 149 千字
版　　次 / 2017 年 4 月第 1 版
印　　次 / 2017 年 4 月第 1 次
定　　价 / 28.00 元

呼吸系统疾病合理用药

上海市执业药师协会　　组织编写

策　划　彭建忠　上海市执业药师协会　会长

郑春元　上海市执业药师协会　原会长

顾维康　上海市执业药师协会　副会长兼秘书长

徐士琴　上海市执业药师协会　副秘书长

陈佩国　上海市执业药师协会　副秘书长

主　编　邬时民　上海市执业药师协会　编辑

上海市优秀科普作家

朱惠莉　复旦大学附属华东医院副院长

主任医师　教授　研究生导师

编　委　李向阳　复旦大学附属华东医院　主任医师

周伊南　复旦大学附属华东医院　副主任医师

崔石磊　复旦大学附属华东医院　副主任医师

李维浩　研究生

赵文文　研究生

前　言

呼吸系统疾病是常见病、多发病，主要病变在气管、支气管、肺实质及胸腔，病变轻者多咳嗽、咳痰，重者有胸痛、缺氧、呼吸困难，甚至呼吸衰竭而亡。

当今，随着老龄化进程的加快、大气污染的加剧，以及吸烟、职业病等高危因素的影响，肺部感染、慢阻肺、肺癌三大类呼吸系统常见疾病严重影响着人体健康甚至生命安危。《中国居民营养与慢性病状况报告(2015 年)》显示，2012 年我国慢性呼吸系统疾病死亡率为 $68/10^5$，排在我国居民慢性病死因第三位。尤其是近半个世纪以来，肺癌发病率和死亡率不断上升，相隔 15 年约增加 1 倍。我国北京、上海、广州、西安、沈阳等城市男性肺癌占恶性肿瘤首位。工业发达地区肺癌发病率高，吸烟越多发病率越高，呈明显剂量关系。然而令人遗憾的是，我国慢性呼吸疾病的诊断率却不足 35%，大量患者由于自身原因未能获得及时治疗；在呼吸系统疾病用药方面也存在很多不合理现象，甚至误区。

为了提高人们对呼吸系统疾病及其合理用药的认识，上海市执业药师协会组织了医学专家和科普作家主编了《呼吸系统疾病合理用药》一书。这是一本呼吸系统疾病合理用药的工具书，内容分为四章，主要介绍呼吸系统疾病常识、呼吸系统疾病药物治疗、特殊人群及并发症药物治疗和疾病防治实用案例。

本书采用问答的方式，力求语言通俗易懂，形式生动活泼，不但适合药师、内科医生尤其是呼吸科医生参考使用，也是一本大众科普读物。

希望这本书能够对您有所帮助。

编　者

2017 年 3 月

目　录

第一章　呼吸系统疾病常识

第二章　呼吸系统疾病药物治疗

第三章　特殊人群及并发症药物治疗

第四章 疾病防治实用案例

第一章
呼吸系统疾病常识

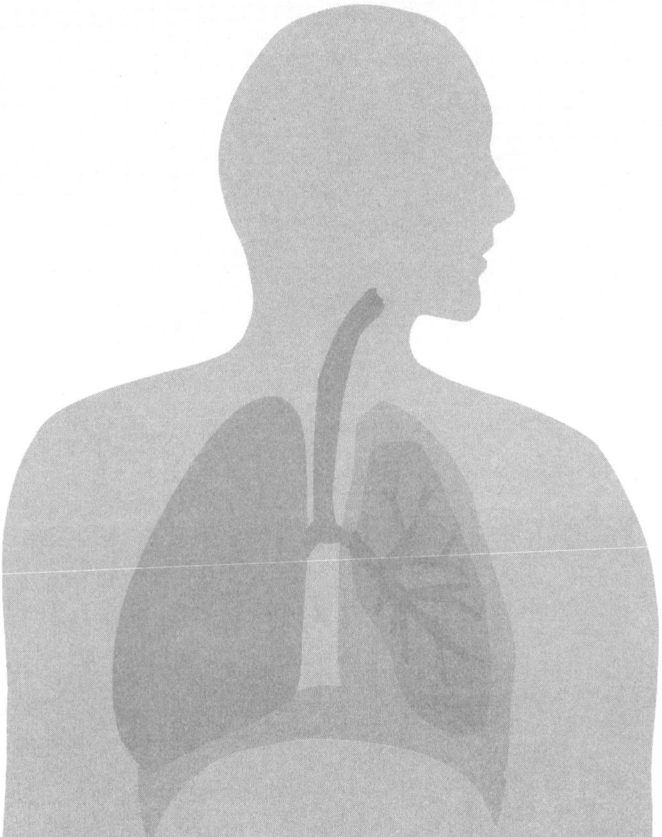

1. 呼吸系统常见的疾病有哪些?

呼吸系统常见的疾病主要有感染性疾病、阻塞性肺疾病、限制性肺疾病、肺间质性疾病、血管性疾病和肿瘤。

(1) 感染性疾病

上呼吸道感染：感冒、急性病毒性咽炎和喉炎、急性疱疹性咽峡炎、急性咽结膜炎、急性咽扁桃体炎。

下呼吸道感染：急性气管-支气管炎、慢性支气管炎急性发作、肺炎、肺脓肿、肺结核、其他肺部基础病合并感染。

(2) 阻塞性肺疾病

支气管炎、肺气肿、哮喘、慢性阻塞性肺疾病、支气管扩张症、棉尘症。

(3) 限制性肺疾病

肺间质纤维化、结节病、胸腔积液、过敏性肺炎、石棉沉着病、胸膜炎、呼吸窘迫综合征等。

(4) 肺间质性疾病

特发性肺纤维化、肺尘埃沉着症等。

(5) 血管性疾病

肺水肿、肺栓塞、肺动脉高压。

(6) 肿瘤

鼻癌、喉癌、肺肿瘤、原发性支气管肺癌。

2. 呼吸系统疾病的病因有几大类?

呼吸系统的常见病、多发病很多,原因也是多种多样,各不相同,可归纳为以下几类。

(1) 感染

在呼吸系统疾病中,以感染最为常见。其病原体有病毒、细菌、真菌、立克次氏体、衣原体、支原体等,原发性感染往往是由于吸入了这些病原体。病毒感染尤以上呼吸道较常见,多伴有继发性细菌感染。

(2) 过敏因素

呼吸系统的很多疾病都与过敏有关。最常见的是支气管哮喘,其次是过敏性肺炎(如外源性变应性肺泡炎、肺嗜酸粒细胞增多性综合征等)。有机粉尘,如鸟类曲菌孢子等,皆可使致敏者患肺炎。许多结缔组织疾病也可以引起肺的组织病变,如肺纤维化间质增生等。

(3) 粉尘和有害气体

生产性粉尘引起的肺尘埃沉着病中矽沉着病、煤矽沉着病、石棉沉着病最为常见。有害气体如二氧化硫、氮氧化物、氯化物,以及其他化学因素或生物因素均可引起支气管、肺部疾病。

(4) 肿瘤

原发性肿瘤以支气管癌最为常见。肺部转移性肿瘤,常为多发性的,其原发病灶多见于胃肠道、泌尿生殖器官、乳腺、皮肤、骨等。

(5) 全身疾病的呼吸系统表现

二尖瓣狭窄,左心衰竭常引起肺水肿。同时肺水肿又是某些急性有害气体中毒等多种病因引起的主要临床表现。肝硬化、肾病综合征和营养不良的血浆低蛋白血症,可引起胸腔漏出液。肺毛细血管通透性增高所引起的肺间质水肿也可见于多种情况,如严重的挤压外伤、中毒性休克等。何杰金氏病、白血病等也可有肺部表现。

(6) 原因未明的疾病

如肺泡微石症、肺泡蛋白沉着症等。

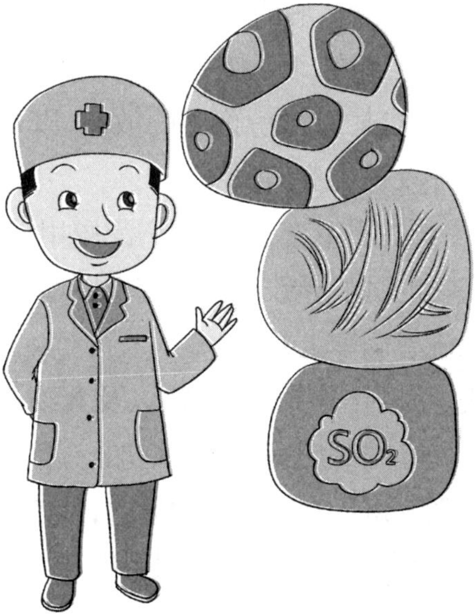

3. 为什么呼吸系统更容易患病?

呼吸系统之所以更容易患病,除了吸烟这一"大敌",在很大程度上与环境有关,环境因素有室外与室内之分。

呼吸系统在人体的各种系统中与外环境接触最频繁,接触面积大。一个成年人即使在安静的状态下,每天也有约 10 000 升空气经呼吸道进出肺,而活动后该数据还会成倍增加,这是人体吸收氧气、排出二氧化碳的生理过程。在呼吸过程中,外界环境中的有机或无机粉尘,包括各种微生物、异性蛋白过敏原、尘粒及有害气体等皆可吸入呼吸道、肺部,引起各种病害。随着社会的发展,空气污染加剧,工业废气、汽车尾气排放增加,空调机的真菌、都市绿化的某些花粉孢子的散布,以及室外环境的不良,很容易引发呼吸系统疾病。

室内环境主要在于毛毯、窗帘的广泛应用,使室内螨虫数量增多,有毛类宠物的饲养导致动物毛变应原增多,环境因素的变化,导致呼吸系统患病率上升。

另外,有机、无机化工原料,药物以及食物添加剂导致吸入性变应原增加,使哮喘等疾病发病率增加。

同样,消化系统每天有大量食物通过,外来致病原也容易侵入。与外界环境存在连通的还有泌尿系统、生殖系统等,直接暴露的机会相对较少,患病的风险也就减小。

4. 哪些疾病可以引起呼吸困难?

呼吸困难是呼吸功能不全的重要表现,患者主观上感到空气不足,客观上表现为呼吸费力,重则出现鼻翼扇动、发绀、端坐呼吸,并可有呼吸频率、深度与节律的改变。

引起呼吸困难的原因很多,主要为呼吸系统和心血管系统疾病。

(1) 呼吸系统疾病

① 气道阻塞:如喉、气管、支气管的炎症,水肿、肿瘤异物所致的狭窄或阻塞,以及支气管哮喘、慢性阻塞性肺疾病等。

② 肺部疾病:如肺炎、肺脓肿、肺结核、肺不张、肺瘀血、肺水肿、弥漫性肺间质疾病、细支气管肺泡癌等。

③ 胸壁、胸廓、胸膜腔疾病:如胸壁炎症、严重胸廓畸形、胸腔积液、自发性气胸、广泛胸膜粘连、结核、外伤等。

④ 神经肌肉疾病:如脊髓灰质炎病变累及颈髓、急性多发性神经根神经炎和重症肌无力累及呼吸肌,药物导致呼吸肌麻痹等。

⑤ 膈运动障碍:如膈麻痹、大量腹腔积液、腹腔巨大肿瘤、胃扩张和妊娠末期。

(2) 循环系统疾病

常见于各种原因所致的左心或右心衰竭、心包填塞、肺动脉栓和原发性肺动脉高压等。

(3) 各种中毒所致

如糖尿病酮症酸中毒、吗啡类药物中毒、有机磷杀虫药中毒、氰化物中毒、亚硝酸盐中毒和急性一氧化碳中毒等。

(4) 神经精神性疾病

如脑出血、脑外伤、脑肿瘤、脑炎、脑膜炎、脑脓肿等颅脑疾病引起呼吸中枢功能障碍和精神因素所致的呼吸困难。

(5) 血液病

常见于重度贫血、高铁血红蛋白血症、硫化血红蛋白血症等。

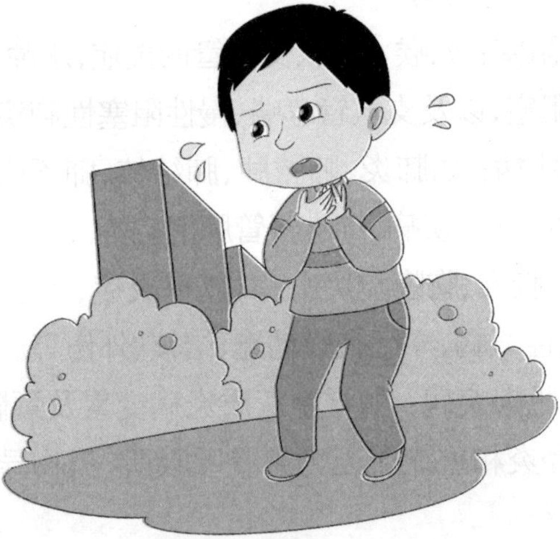

5. 为什么说感冒是最常见的多发病?

感冒是急性上呼吸道感染的一种疾病,有狭义和广义之分。

狭义上指普通感冒,是一种轻微的上呼吸道(鼻及喉部)病毒性感染。广义上还包括流行性感冒,一般比普通感冒更严重,其症状包括发热、冷战及肌肉酸痛,全身性症状较明显。

由于持续暴露于外界环境,呼吸系统是最容易患病的系统,而上呼吸道则首当其冲,呼吸系统作为第一道屏障承受了最多的外界致病原的侵害。感冒是由感冒病毒感染所致,该病毒种类繁多,变异性大,且感染后不产生稳固的特异性免疫,一个人可能在短时期内反复多次感染,而治疗方面目前仍处于"对症"治疗阶段,尚无理想的特效疫苗和药物。因此,感冒是人类最常见的疾病。据统计,一个成年人平均每年要患感冒 2～4 次,儿童则多达 6 次以上。还有数据表明,职工缺勤的 36%、学生病假的 67%都是由感冒引起的。据世界卫生组织统计,每年死于感冒的人至少有 200 万。由于一个人可能在短时期内反复发生感冒,并且可以传染给他人,所以感冒可以说是最常见的多发病。

6. 为什么不能轻视感冒?

李先生 85 岁,有糖尿病和高血压病史。由于病情控制得较为满意,李先生常常和周围的朋友说:"自己这是小毛病、年纪大了都会有病的,没什么大问题。"秋冬季节气温变化较大,感冒的人也多起来,李先生一同居住的子女也有得感冒的,但口服几天感冒药,症状就缓解了,对工作也没有任何影响。不久李先生也出现了咳嗽、流涕等类似的感冒症状,他自己服用了几天感冒药,可是症状仍没有好转,并且出现了咳嗽加重伴胸闷。家人劝老人去医院看看,但李先生则认为自己只是"小感冒",还对家人说:"你们吃吃药不是好了吗?"事实证明,在这种情况下,家人的建议是正确的。李先生后因胸闷加重就诊,胸片检查提示李先生为肺炎,同时还存在一定的心功能不全,血糖水平也明显升高。李先生疑惑不解:"为什么普通的小感冒会这么严重呢?"

感冒属于常见病、多发病,大多数症状较轻,而且可以在数天内自愈,因此容易被人们忽视。但是,感冒虽小,也可以成为"百病之源",对人的健康造成严重影响,千万不可轻视。首先,感冒可能引起严重并发症,需要及时发现和处理。尤其是小儿和老人,发生上呼吸道感染后,很容易继发气管炎乃至肺炎,严重者甚至造成死亡;病毒感染可能侵犯各种器官引起病毒性肺炎、心肌炎等疾病,链球菌感染也可继发肾炎、心内膜炎等疾病,需要尽早干预,阻止并发症的出现。其次,一个人若经常患感冒,提示机体免疫力低下,可能存在某种隐匿的疾病,需要进一步检查。再次,某些急性传染病的早期表现与上呼吸道感染的症状非常相似,如麻疹、小儿麻痹症、流行性脑脊髓膜炎等,若被误认为感冒而延误诊治,可能造成严重后果。另外,小儿患感冒也容易合并一些急症,如急性传染病、急腹症等。

可是对于感冒,很多人都不以为然地认为:不就是经常发生的小病嘛,用不着大惊小怪。尽管感冒具有自限性,感冒症状较轻的青壮年一般无须治疗。但是,感冒症状较重或者轻度感冒经过非药物治疗无效果而持续感冒时应该马上去医院诊治。

婴幼儿在发生感冒后，很容易继发气管炎，乃至肺炎，甚至造成死亡，所以婴幼儿发病后也需及时去医院诊治。经常发生感冒者，机体抵抗力下降，可继发多种疾病，如并发性肾炎、心肌炎、风湿病等。因此，儿童感冒应及时治疗，并在治疗过程中，细心观察，防止发生其他变化。尤其是在孩子体温较高，超过 38.5℃，出现高温持续不退甚至高热抽搐，或伴有其他不适症状时，应立即送医院诊治，以免贻误病情。经常发生感冒者，也应及时就诊。

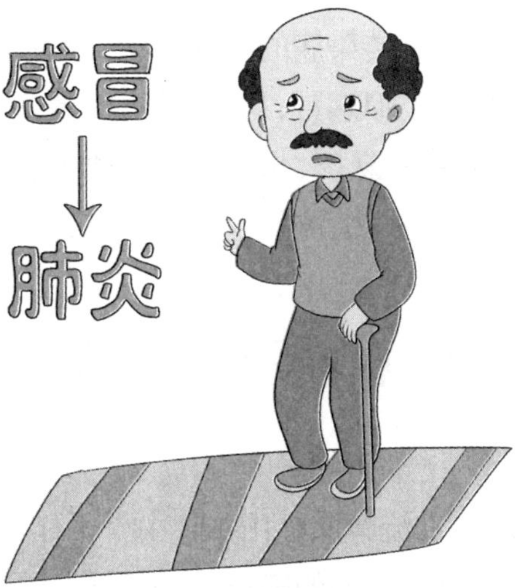

7. 哪些疾病的早期症状类似感冒？

小王同学是小学二年级学生，平时身体良好，活泼好动。某天出现了发热、乏力和轻微的肌肉酸痛，小王同学的妈妈认为是之前踢球出汗后受凉感冒了，于是自行给小王同学服用了平时常用的感冒药。但随后两天小王同学体温明显升高，同时出现食欲下降，吃东西的时候说"脸痛"。家长及时带小王同学就诊，医生通过检查确诊为流行性腮腺炎，立即给予了相应的治疗。之后妈妈心有余悸地说："还以为发烧、乏力就是感冒呢，看来还不一定啊！"

很多人并不一定知道，典型的感冒症状轻，病程短，有自愈倾向，一般 7～10 天即可恢复正常，但其临床表现常缺乏特征性。某些疾病，尤其是传染病的早期症状，仅有发热、头痛、乏力及轻度呼吸道症状，类似感冒，易于误诊，以致延误病情，须提高警惕。这些疾病包括：麻疹、儿童脊髓灰质炎、流行性脑脊髓膜炎、流行性腮腺炎、猩红热、流行性乙型脑炎、百日咳等。

8. 为什么常常有患者会把过敏性鼻炎当作感冒？

小张前阶段经常流鼻涕、打喷嚏，由于工作较忙没空去医院诊治，他服用了家庭小药箱的感冒药，但是服用了很长时间不见疗效。于是，他挤出时间去医院看病。经过医生检查，得出结论：小张所患的并不是感冒，而是过敏性鼻炎。由于一般患者缺乏对相关疾病症状正确把握的能力，所以常常会作出错误判断，小张也因此把过敏性鼻炎当作感冒处理，所以服药后不见疗效。

小张可能有所不知，感冒大部分由病毒性感染引起，症状有流鼻涕、打喷嚏、头痛、咽痛，甚至全身疼痛、恶寒、发热等。而过敏性鼻炎也表现为流鼻涕、打喷嚏，甚至也有咽部不适或头痛。两者看起来很相似，但还是有区别的。感冒的流鼻涕、打喷嚏症状一般比较和缓而持续，是慢慢加重的，流鼻涕可以很少，也可以很多，喷嚏一般不多，多伴有恶寒不适、头痛、咽痛等症状；过敏性鼻炎的流鼻涕、打喷嚏比较强烈而短暂，流鼻涕时间可以持续半天，打喷嚏可以连续不断，但是剧烈的症状过后会“戛然而止”，似乎病情一下子“好转”，当遇到一些刺激气味，剧烈的症状又会“卷土重来”，难怪有的患者会说自己一天之中会发生多次感冒，其实他不知道这是过敏性鼻炎在作怪，因为当遭遇外界过敏诱因时，症状又发作了。所以当患者发现自己的流鼻涕、打喷嚏症状“猛一阵、歇一阵”的时候，当心患有过敏性鼻炎，不要自作主张当感冒处理，应及时到医院治疗。

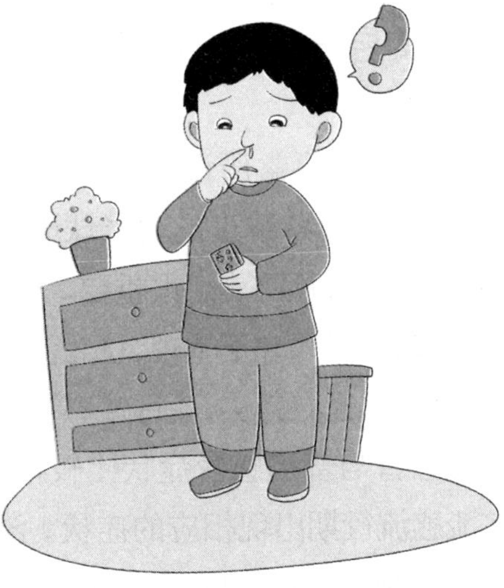

9. 流行性感冒与普通感冒有什么区别?

近期冷空气频繁来袭,公司白领小刘出现了发热咽痛的症状。他认为可能是最近加班过多,抵抗力下降而感冒了,于是自己去药房购买了常用的感冒药服用。可是第二天小刘就出现了明显乏力、全身肌肉酸痛、干咳,体温升高至40℃。到医院后,医生为小刘做了血常规和鼻咽试纸检查,血常规提示白细胞总数下降($2.5\times10^9/L$),淋巴细胞比例升高(50%),咽试纸检测为“甲型流感病毒阳性”,是导致季节性感冒流行的主要病原。医生为小刘开了抗病毒药物,并告诉他流行性感冒不同于普通感冒,治疗方法也不同,普通的感冒药对于流行性感冒的治疗作用有限。小刘根据医嘱服用抗病毒药物,多喝水并休息,两三天后体温恢复了正常,一周后症状明显好转了。那么流行性感冒和普通感冒有什么区别呢?

流行性感冒就是我们平常所说的流感,也叫季节性感冒。我国处于地球的北半球,秋冬季正是北半球流行性感冒的高发季节。因此,在秋冬季时节预防流感很重要。

对于流行性感冒,很多人并不重视,认为流行性感冒只不过是个感冒,用不着大惊小怪。其实,流行性感冒与普通感冒并不相同。尽管流行性感冒与普通感冒症状比较相似,但最主要的区别是有没有在流感流行期出现相应的症状。流感最常见的表现是突然发热,与普通感冒不同的是流感发的是高热,体温多在

39℃以上，绝大部分患者同时有咳嗽、咽痛，但没有痰。流行性感冒具有传染性，接触到有流感病毒的人或动物，可能会感染到，尤其是在自身免疫力减低的情况下，更容易感染。在动物感染中，有大家谈“流”色变的 H7N9 禽流感。

流行性感冒根据病情程度可以分为三种类型：单纯型、肺炎型和其他类型。在这三种类型感冒中，单纯型感冒最为常见。单纯型感冒起病非常急，除了体温升高，还有畏寒、寒战、全身乏力、头晕头痛、全身酸痛，这些症状比普通感冒较为明显。如果单纯型感冒病情较轻，只有低热、干咳等症状，可以在家自行观察，但一旦高热、喘息，甚至发生胸痛，应马上去医院诊治。可是，在高致病性、高传染性的流感出现时段，即使是出现低热、咽痛等轻度不适症状，也应去医院，如在 H7N9 禽流感流行期，接触过传染源者，发现感冒症状，必须立即去医院，以免加重病情或者传染给他人。肺炎型流感相对少见，一般发生于高龄老人、儿童和有基础疾病者，健康人很少发生。这种类型流感症状和体征十分明显，在发病初期就会急性进展，出现呼吸系统和循环系统问题，甚至死亡。其他类型流感相对也少见，如脑炎型流感、肠胃型流感、中毒型流感，分别会损害中枢系统、肠胃系统和出现血液循环系统障碍，严重者会危及生命。因此，肺炎型流感和其他类型流感，不宜自行观察，应去医院接受检查、治疗，以免发生意外。

一般来说，医生对流行性感冒患者会做血常规、病原学、影像学等方面检查，哮喘患者还要做动脉血气分析，有基础疾病患者还要再次进行基础疾病的评估等。

10. 急性扁桃体炎有哪些症状及危害?

扁桃体对人体来说很重要,它可产生淋巴细胞和抗体,故具有抗细菌、抗病毒的防御功能。可是,扁桃体非常“娇嫩”,容易发炎。

急性扁桃体炎是一种非特异性急性炎症,常伴有一定程度的咽膜及咽淋巴组织的急性炎症,中医称其为“乳蛾”“喉蛾”或“莲房蛾”,急性扁桃体炎常发生于儿童及青少年。

该病的主要致病菌为乙型溶血性链球菌、葡萄球菌和肺炎双球菌。另外,腺病毒也可引起该病,细菌和病毒混合感染也不少见。细菌可能是从外界侵入的,亦可能是隐藏于扁桃体隐窝内的,当机体抵抗力因寒冷、潮湿、过度劳累、体质虚弱、烟酒过度、有害气体刺激等因素骤然降低时,这些细菌繁殖加强。

那么,急性扁桃体炎的常见症状有哪些呢?它可表现为全身症状和局部症状。

(1) 全身症状

起病急、恶寒、高热(可达 39～40℃),尤其是幼儿,可因高热而抽搐、呕吐或昏睡、食欲不振、便秘及全身酸困等。

(2) 局部症状

咽痛明显,吞咽时尤甚,剧烈者可放射至耳部,幼儿常因不能吞咽而哭闹不安。儿童若因扁桃体肥大而影响呼吸,可妨碍睡眠,夜间常惊醒不安。

扁桃体炎根据病理改变不同可分为卡他性、隐窝性及滤泡性扁桃体炎三种类型；根据诊断和治疗可分为急性充血性扁桃体炎和急性化脓性扁桃体炎两种。

非化脓性充血性扁桃体炎为非化脓性扁桃体炎，多为病毒感染所致，炎症主要侵及表层黏膜，可有发热、四肢酸痛、全身不适、纳呆等症状，局部多有咽干、咽异物感及不同程度的咽痛。检查常可见咽黏膜及扁桃体充血、肿胀、咽腔有积液表现。病程约3～5日，并发症少见，常可自愈。

化脓性扁桃体炎的病原体多数为溶血性链球菌，其次为流感嗜血杆菌、肺炎链球菌、葡萄球菌等。本病往往起病急，咽痛明显、伴有高热(体温可达39℃以上)，查体可发现扁桃体肿大、充血，表面有黄白色脓性分泌物，并可连接成片如伪膜状，但易于拭去，不留出血创面，有时伴有颌下淋巴结肿大、压痛，而肺部查体无异常体征。临床表现：潜伏期为3～4日，咽痛开始于一侧，继而双侧咽部均明显疼痛，吞咽时疼痛加剧。同时，患者有全身不适、恶寒(明显怕冷)、发热、四肢疼痛等症状。另外，某些患者可有同侧耳痛、耳鸣和听力减退现象。两侧下颌角下淋巴结常有肿痛。

对急性扁桃体炎有些人不太重视，感到只不过是身体发热、喉咙疼痛，忍一忍或者自行用药就能“扛”过去了。这样的做法可能会惹出大麻烦，因为有时急性扁桃体炎是急性传染病的前驱症状，如麻疹及猩红热等。对于反复出现的急性扁桃体炎更不能轻视，它对人体其他器官会造成不良影响，引起关节、心脏、肾脏等器官的损害，严重时可引发风湿性关节炎、风湿性心脏病和肾小球肾炎,甚至出现心脏功能衰竭、肾功能不全等严重后果。

急性扁桃体炎并发症可分为局部并发症和全身并发症两类,其危害性往往大于急性扁桃体炎本身。

(1) 局部并发症

局部并发症较容易发生,为急性炎症直接侵犯邻近组织所致。

① 局部并发症可引起颈深部感染,最常见者为扁桃体周脓肿,也可引起咽后脓肿及咽旁脓肿等。

② 急性扁桃体炎向上蔓延可引起急性中耳炎、急性鼻炎及鼻窦炎;向下可引起急性喉气管炎、急性支气管炎,甚至可引起肺炎,颈内静脉血栓性静脉炎等。

(2) 全身并发症

目前一般认为,全身并发症的发生与各个靶器官对链球菌所产生的Ⅲ型变态反应有关。

① 急性关节炎:常侵犯肩、肘及膝关节,小关节受累较少。受累关节运动时感疼痛,仅当并发风湿性关节炎时方出现关节肿胀。

② 风湿热:其症状常在急性扁桃体炎发作后1～3周出现,有时也可发生于急性炎症期间。

③ 循环系统疾病:可引起急性心包炎、急性心内膜炎、急性心肌炎,或急性心脏炎。在急性扁桃体炎后出现风湿热者,心脏并发症尤为多见。

④ 急性肾炎:多在急性扁桃体炎后2～3周出现症状。另

外，还可并发急性尿道炎、急性睾丸炎及附睾炎等。

⑤ 还可引起脓毒血症、亚急性甲状腺炎、急性腹膜炎、急性阑尾炎及急性胆囊炎等。

因此，急性扁桃体炎患者应积极就诊，彻底治疗，扫除后患。就诊时，医生会根据病情变化要求患者进行心电图、尿常规和血清抗链 O 等检查，以排除并发肾炎、心肌炎、关节炎等的可能。必要时需在扁桃体炎症消退后，考虑扁桃体摘除手术。

11. 为什么说过敏性鼻炎非小事?

大学生小敏有长期的过敏性鼻炎病史，因为症状主要是鼻塞，季节交替时会有明显的鼻痒、打喷嚏和流鼻涕，过了一段时间就会减轻，所以对鼻炎治疗不太重视。而且鼻炎的治疗是个长期治疗过程，觉得太麻烦，又听说鼻喷剂中有激素成分，多用不好，就索性不用了。某次小敏受凉后出现咳嗽，她觉得自己就是普通感冒，过几天会好。可是咳嗽症状越来越严重，夜间有时候因咳嗽剧烈而不能入睡。一天夜间小敏出现剧烈咳嗽，同时伴有胸闷气急。同学将她送入医院急诊室，医生听诊发现小敏存在明显的两肺哮鸣音，诊断为支气管哮喘。小敏大吃一惊，自己除了有点鼻炎外，平时身体很好，怎么会得哮喘呢？其实，过敏性鼻炎和支气管哮喘都是呼吸道的一种过敏反应，过敏性鼻炎不治疗是有可能出现支气管哮喘的。除此之外，过敏性鼻炎不治疗还有可能对心脑血管产生不良影响。

与小敏一样，有些人认为过敏性鼻炎是小事一桩，感到就是鼻子不舒服，用不着大惊小怪。实际上，过敏性鼻炎非小事，如果不及时治疗，发展下去有可能伤脑、伤心、伤气管。

（1）鼻炎会引发全身缺氧

当影响鼻腔的生理功能时，会出现呼吸障碍，引发血氧浓度降低，影响其他组织和器官的功能与代谢，出现一些如头痛、头晕、记忆力下降、胸痛、胸闷、精神萎靡等症状，甚至会发生肺气肿、肺心病、哮喘等严重的并发症。而当鼻炎未能得到及时治疗，影响嗅觉黏膜时，就会出现嗅觉障碍，导致闻不着香臭等气味。

长期患过敏性鼻炎的青少年容易损害智力。因为长期过敏性鼻炎造成的鼻塞，会导致大脑供氧不足，大脑缺氧就会使青少年思维迟钝、反应变慢，对儿童的认知能力、记忆和心理活动有显著的影响，久而久之伤害到智力发育。

（2）鼻炎会引发心脑血管事件

慢性鼻炎对本身就患有呼吸系统疾病、心血管疾病等慢性病患者来说，危害很大，有时甚至是致命的。慢性鼻炎会影响人的心脑供氧，因长时间鼻塞不通气，会加重肺气肿、肺心病、脑梗死、高血压、冠心病等慢性病患者的病情，个别患者甚至因鼻塞而引起睡觉时氧气不足，造成呼吸困难，严重时会导致夜间猝死。

（3）鼻炎会引发哮喘、咽喉炎、鼻窦炎

过敏性鼻炎常常可合并支气管哮喘，它们同属于呼吸道过敏反应性疾病，引起变态反应的变应原相同，是同一气道，同一疾病。据统计,过敏性鼻炎患者有 1 / 3 合并哮喘,其余 2 / 3 无哮喘的患者中又有 2 / 3 有支气管黏膜高反应性。62%的哮喘患儿在哮喘发作前有打喷嚏、流鼻涕症状。

过敏性鼻炎的鼻变态反应可向下波及咽喉,患者会出现咽喉发痒、咳嗽、轻度声嘶,严重者可出现会厌、声带黏膜水肿而发生呼吸困难。

由于鼻黏膜与鼻窦黏膜相连,鼻内变态反应病变可波及鼻窦。由于窦口黏膜水肿,使窦口引流不畅,窦内分泌物积存,会出现精神不振、易倦、头昏、头痛、记忆力减退、鼻塞、涕多等症状。

(4) 其他影响

影响睡眠,严重者可出现阻塞性睡眠呼吸障碍,甚至影响到颌面部发育,儿童会因此影响到学习成绩。过敏性鼻炎还可诱

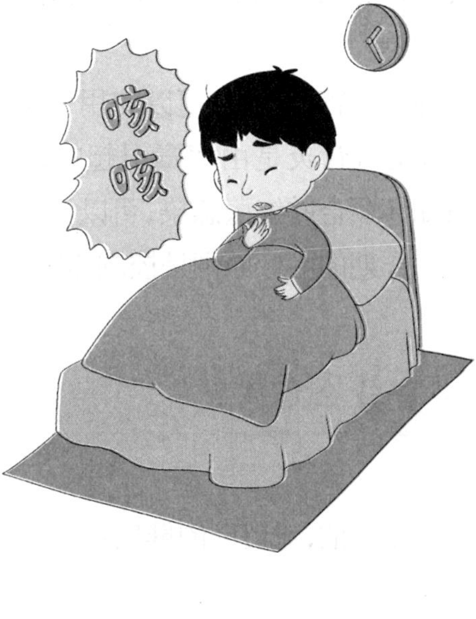

发或伴发其他多种疾病，如腺体样肥大、分泌性中耳炎、过敏性结膜炎等。

12. 急性气管-支气管炎是一种怎样的病?

支气管是指由气管分出的各级分支。急性气管-支气管炎是由生物、物理、化学刺激或过敏等因素引起的气管-支气管黏膜的急性炎症，是一种自限性下呼吸道疾病，常见于寒冷季节或气候突变时。本病可以由病毒、细菌直接感染，也可由急性上呼吸道感染的病毒或细菌蔓延而来引起。

无论是支气管炎还是气管炎，都是一种呼吸道感染的表现形式，多流行于秋冬季，常为急性上呼吸道感染的一部分，可发生于普通感冒或鼻炎，喉及气管、支气管的其他病毒感染之后，常有继发性细菌感染。

对细菌性急性支气管炎患者，可以使用相应的抗生素；在大多数情况下，急性支气管炎是由病毒引起的，几天后将自行痊愈，无须抗生素；如怀疑合并细菌感染，可以使用抗生素。另外，避免吸烟。急性发作期的治疗原则是控制感染，祛痰平喘为主。

13. 支气管炎有什么危害?

老王退休前工作较忙，对自已的健康状况关心不够，对一些常见病症状采用的是“忍一下，不去医院”的办法，或自行服用药物对付一下，所以，小病久拖成大病。

在 10 余年前，老王出现咳嗽、咳痰，症状反复发作，在秋冬时加重，每年持续三四个月。由于老王长期吸烟，他认为是吸烟之故，因此没有去医院进行系统诊治。但是，半个月前老王的咳嗽、咳痰症状加重，痰量增多，黏痰的颜色由白色变为黄色，不过没有发热、喘息、咯血、盗汗等现象，老王自认为问题不大，于是就自行服用抗生素治疗，但不见好转，便去医院诊治。经医院系统检查，结论是慢性支气管炎急性加重期。

原来，长期吸烟的老王已经患有慢性支气管炎多年，由于该病缓慢起病，病初症状较轻，因此没有引起重视。可是随着时间的推移，症状反复发作而加重，最后发展成慢性支气管炎急性加重期。

临床上认为，支气管炎长期反复发作可并发慢性支气管炎，以及肺间质纤维化等。由于患者没有认识到的危害而忽略了对其治疗，会引起严重后果。

慢性支气管炎是气管、支气管黏膜及其周围组织的慢性非特异性炎症。其病理特点是支气管腺体增生、黏液分泌增多。慢性支气管炎的症状是咳嗽、咳痰或气喘连续两年以上，持续 3 个月以上。这样的症状不仅使人感到难受，而且还会带来潜在的健康危害。因为慢性支气管炎不及时得到有效控制，往往会产生一系列较为严重的呼吸系统并发症。

与急性支气管炎相比，慢性支气管炎在治疗方面更难，这是因为传统慢性支气管炎治疗药多为抗组胺药和激素类药，使用后不但会致人困乏疲倦，还可能会对肝、肾造成损害。目前虽主张使用吸入药物治疗，但较大剂量吸入激素可能导致肺部感染、骨质疏松等问题。另外，抗组胺药多在用时见效，一停药就复发，症状甚至更重。

14. 支气管扩张症可以并发哪些疾病？

今年68岁的高女士近20年来反复出现咳嗽、咳痰，痰多为黄色黏痰，并伴间断咯血，加重伴发热15天。医生询问其既往病史，得知其1岁时曾患麻疹肺炎。根据高女士的主诉症状及既往病史，医生对其进行了检查，查体：双下肺闻及中小水泡音及痰鸣音；肺CT：示双肺多发囊柱状扩张支气管影，周边部见片状高密度影；血常规：WBC 16.36×10^9，N 84.84。为此，诊断为支气管扩张症合并感染，曾患麻疹肺炎为支气管扩张症的易患因素。

支气管扩张症是指支气管持久性扩张并伴有支气管壁的破坏，是临床上处理的最常见呼吸道慢性化脓性疾病，病理上支气管壁毁损，呈持久不可逆的扩张变形，同时伴有周围肺组织的慢性炎症。

发生支气管扩张症的原因主要有既往下呼吸道感染、肉芽肿性疾病、支气管肿瘤、先天发育异常、免疫功能缺陷、纤毛运动异常、结缔组织症、炎症性肠病等。

咳嗽是支气管扩张症最常见的表现，并且大多数伴有咳痰。

合并有感染时咳嗽明显加重，痰量明显增多，重症患者痰量每日可达数百毫升。

有患者会问：扩张的支气管能恢复原状吗？答案是否定的。因为支气管扩张症为局部支气管不可逆的解剖结构改变，所以扩张的支气管是不能恢复原状的。由此可知，治疗支气管扩张症的目的不是痊愈，而是阻止疾病的进展，减少急性加重，改善生活质量。

支气管扩张症常因并发化脓菌感染而引发肺炎、肺脓肿坏疽、脓胸、脓气胸。当肺组织发生广泛性纤维化，肺毛细血管遭到严重破坏时，可导致肺动脉循环阻力增加，肺动脉高压引起慢性肺源性心脏病。

与年轻人相比，老年人支气管扩张症病程多呈慢性经过，起病往往可以追溯到童年曾有麻疹、百日咳或支气管肺炎迁延不愈的病史，以后常有反复发作的下呼吸道感染。早期轻度的支气管扩张症可完全没有症状，经过若干时间，由于支气管化脓性感染逐渐加重而出现咳嗽、咳大量浓痰和反复咯血等症状。因此，老年人童年曾有麻疹、百日咳或支气管肺炎病史者，一旦发生咳嗽、咳痰、咯血等症状，应考虑患有支气管扩张症的可能，应及时去医院检查诊治。

15. 肺炎有哪儿种类型？

公司职员小马因肺炎住院治疗，病房查房时医生们分析他的病情，第一次说他是“社区获得性肺炎”，过两天有医生说他是“细菌性肺炎”，后来又有医生说他这次是典型的“大叶性肺炎”。这可把小马搞糊涂了，他到底得了哪一种肺炎呢？其实，我们所说的肺炎可以根据不同的病原体、发病地点和解剖学分为不同的类型。

肺炎指终末气道、肺泡和肺间质的炎症，可由病原微生物、理化因素、免疫损伤、过敏及药物所致。细菌性肺炎是最常见的肺炎。肺炎的分类如下。

（1）按解剖学分类

① 大叶性肺炎（肺泡性）：致病菌多为肺炎链球菌，X线影像显示为肺叶或肺段的实变阴影。

② 叶性肺炎（支气管性）：肺炎病原体经支气管入侵，引起细支气管及肺泡的炎症，常继发于其他疾病，如支气管炎、支气管扩张、上呼吸道病毒感染以及长期卧床的危重患者。X线影像显示为沿着肺纹理分布的不规则斑片状阴影，边缘密度稀而模糊。

③ 间质性肺炎：肺间质为主的炎症，累及支气管壁及支气管周围组织，有肺泡壁增生及肺间质水肿。往往呼吸道症状较轻，病变广泛则呼吸困难明显。X线影像常表现为一侧或者双侧肺下部不规则阴影，可呈磨玻璃状、网格状等。

（2）按病因分类

① 细菌性肺炎：如肺炎链球菌、金黄色葡萄球菌、甲型溶血性链球菌、肺炎克雷伯杆菌、流感嗜血杆菌、铜绿假单胞菌肺炎和鲍曼不动杆菌等。

② 非典型病原体所致肺炎：如军团菌、支原体和衣原体。

③ 病毒性肺炎：如冠状病毒、腺病毒、呼吸道合胞病毒、流感病毒、麻疹病毒、巨细胞病毒、单纯疱疹病毒。

④ 肺真菌病：如念珠菌、曲霉、隐球菌、肺孢子菌、毛菌等。

⑤ 其他病原体所致肺炎：如立克次氏体、弓形体、寄生虫等。

⑥ 理化因素所致的肺炎：如放射性损伤引起的肺炎，胃酸吸入引起的化学性肺炎，对吸入或内源性脂类物质所产生炎症反应的类脂性肺炎。

(3) 按患病环境分类

① 社区获得性肺炎：是指在医院外罹患的感染性肺实质炎症，包括具有明确潜伏期的病原体感染而在入院后平均潜伏期内患病的肺炎。

② 医院获得性肺炎：亦称医院内肺炎，是指患者入院时不存在，也不处于潜伏期内，而于入院 48 小时后在医院内发生的肺炎。医院获得性肺炎还包括呼吸机相关性肺炎。但医院获得性肺炎的临床表现、实验室和影像学检查特异性低，应注意与肺不张、心力衰竭肺水肿、基础疾病肺侵犯、药物性肺损伤、肺栓塞和急性呼吸窘迫综合征等相鉴别。无危险因素的感染患者常见病原体包括：肺炎链球菌、流感嗜血杆菌、金黄色葡萄球菌、大肠杆菌和肺炎克雷伯杆菌等；有危险因素的感染患者常见病原体为肺炎克雷伯杆菌、肠杆菌属、金黄色葡萄球菌、铜绿假单胞菌等。

16. 社区获得性肺炎和医院获得性肺炎有什么区别？

汪阿姨因大面积脑梗住院治疗，住院期间出现了发热，胸片提示为肺炎。医生给予汪阿姨留取痰培养和血培养，同时立即给予静脉抗生素联合治疗。汪阿姨的家属不理解，说汪阿姨以前也生过肺炎，可是并没有像医生这次说的那么严重。医生解释说，汪阿姨这次是医院获得性肺炎，要比以前得的社区获得性肺炎更加复杂。

肺炎的病原体因宿主的伴随，疾病、免疫状态及获得方式有巨大差异，了解细菌性肺炎的病原谱和药敏谱对经验治疗有指

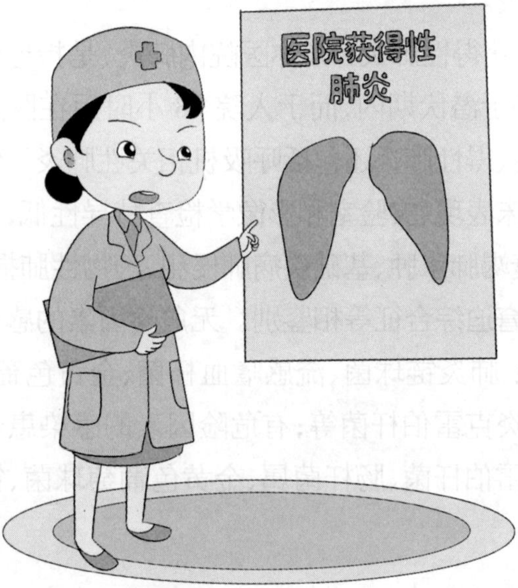

导作用。社区获得性肺炎的常见病原体为肺炎链球菌、流感嗜血杆菌等。医院获得性肺炎轻、中度以流感嗜血杆菌、肺炎链球菌、甲氧西林敏感金黄色葡萄球菌和肠杆菌科细菌最为常见，重症患者则以耐药率高的 G^- 杆菌和 G^+ 球菌多见，如绿脓杆菌、不动杆菌、耐甲氧西林金黄色葡萄球菌等。

17. 引起病毒性肺炎的原因有哪些?

在急性呼吸道感染中，病毒感染占 90%，而病毒感染则以上呼吸道为主，有普通感冒、咽炎、喉-气管-支气管炎、细支气管炎、婴儿疱疹性咽峡炎以及流行性胸痛等。引起肺炎的病毒不多见，其中以流行性感冒病毒最为常见，其他为副流感病毒、巨细胞病毒、腺病毒、鼻病毒、冠状病毒和某些肠道病毒(如柯萨奇病毒、埃司病毒等)以及单纯疱疹、水痘-带状疱疹、风疹、麻疹等病毒。婴儿还常由呼吸道合胞病毒感染产生肺炎。病毒性肺炎多发生于冬春季，可散发或暴发流行。在非细菌性肺炎中，病毒感染占 25%～50%，患者多为儿童，成人相对少见。

18. 日常生活中如何保护你的肺?

“肺”主气司呼吸，既主呼吸之气，也主一身之气，因此保护好我们的肺是非常重要的。

（1）戒烟

保护好我们的肺，要从远离烟草开始，香烟是多种肺部疾病的罪魁祸首，比如：肺癌、慢性阻塞性肺疾病、支气管扩张等。因此在这里提醒广大吸烟者注意自己的身体，少抽烟，尽量不吸烟，减少烟草对自己和家人的伤害。

（2）避免空气污染

保护环境，避免大气污染的加重，不仅仅是给人们一个更为清新、洁净的环境，更多的是对身体的保护。有害物质的减少，也可以降低人体患肺部疾病的概率。

（3）职业保护

对于长期接触有毒有害物质的人，一定要做好自我保护措施，以免因为这些有害物质对自身的伤害增大，从而增大患癌的概率。

（4）防治气管炎、慢性支气管炎

对于日常患有慢性支气管炎等慢性肺部疾病的患者，如果得不到有效的治疗，随着病情的恶化，有可能合并癌症的发生。

19. 肺结核患者如何隔离和护理？

肺结核在20世纪60年代以前被称作“痨病”，是人们闻之色变的一种传染性疾病，限于当时的医疗水平，有些肺结核患者难以痊愈甚至因病死亡。随着生活水平的改善和医疗水平的提高，肺结核的发病率已经明显降低，而且不再成为难治之症。然而，近年来随着环境污染及人口大规模流动，结核病又卷土重来，发病率逐渐上升。

结核流行病学调查结果显示，除青少年结核发病高外，60～70岁的老年人亦呈发病高峰。其原因有两方面：一是老年人免疫功能下降，加之老年人合并肺部及全身性疾病，引起隐匿型或陈旧性病灶的复燃；二是有些老年人在青少年时期正是我国历史上结核病流行猖獗的年代，年轻的时候受过结核的感染，但未发病，或是青少年时发病，受当时历史条件限制，未得到及时正规治疗，当进入老年时，机体免疫功能下降，使结核复发。

家中有肺结核患者，隔离很重要。因为结核病是通过结核杆菌引起的传染病，如果不加以隔离，有可能传染给他人。家中有肺结核患者，应采取如下隔离措施。

（1）环境隔离

应分房、分床、分被、分食。患者食用后餐具要煮沸消毒30分钟以上。患者口鼻分泌物、痰液应吐在纸上，然后烧掉。若吐在痰杯里，杯内应倒入等量的10%漂白粉乳液混合搅拌2小时后倒掉，痰杯每天消毒一次，可用水煮沸30分钟以上。患者痊愈后，居室及用具应进行终末消毒。

（2）注意治疗

患者康复周期长，应每隔3～6个月复查一次，家中健康人也应定期进行胸透检查。患者外出去医院戴上口罩，打喷嚏用手帕掩口，口罩和手帕经过高温消毒和清洗后才能使用。

肺结核自我护理要做到两个方面：一是劳逸结合。肺结核患者要注意适当休息，保持充足睡眠，睡眠时间不少于8小时。

早晨可适当锻炼，如散步、做体操、打太极拳，但不能太疲劳，若遇发烧、咳嗽或胸水，应卧床休息。经痰化验里面没有结核菌的患者，一般可以照常学习或工作。二是增加营养。增加食物中的钙、磷、铁含量，摄入丰富的优质蛋白质，多吃富含维生素的食品。

20. 肺大泡患者的注意事项有哪些？

沪上一位患有肺大泡的著名笑星经常在他客串主持的健康类电视节目中打趣道："我要注意，当心肺大泡爆掉，否则人要完蛋了。"看上去这是一句笑话，但肺大泡这种病症很多时候都存在着危险性，所以患者平常一定要多加注意。

让我们首先来了解一下肺大泡的引发原因。

肺大泡是由于肺泡高度膨胀，肺泡壁破裂并相互融合而形成，一般是由小支气管的活瓣性阻塞引起的，与肺气肿的形成机制相同，但程度较重。气肿的肺泡直径超过 1 厘米，发生在肺实质内的我们常称为肺大泡，常伴有不同的肺部疾病，如慢性阻塞性肺疾病和支气管哮喘。也有些肺大泡见于肺和支气管无疾病的患者，如先天肺发育不良，或因有炎性病变，小支气管黏膜有水肿，造成管腔部分阻塞，产生活门作用，空气能进入肺泡而不易排出，肺泡内压力增高，肺泡间隔逐渐因泡内压力增加而破裂，乃形成巨大的含气囊腔，临床上称之为肺大泡。

肺大泡有单发也有多发。继发于肺炎或肺结核者常为单发;继发于肺气肿者常为多发,且大泡常与呈气肿样改变的肺组织界限不清。合并明显肺大泡的肺气肿也称大泡型肺气肿。

肺大泡患者的症状与大泡数目、大小以及是否伴有基础的肺部疾病密切相关。较小的、数目少的单纯肺大泡可无任何症状,有时只是在胸片或 CT 检查时偶然被发现。体积大或多发性肺大泡可有胸闷、气短等症状。尤其是体积超过一侧胸腔容积 1/2 的巨型肺大泡,或合并有慢性阻塞性肺疾病的患者常会有明显胸闷、气短等症状。大泡内可出现感染症状。少数肺大泡患者有咯血和胸痛等症状。

肺大泡是一种不可逆转的肺实质损害,对人体的危害极大。肺大泡单发或数量不多不易被发现,也无有效药物治疗,一旦破裂产生“气胸”会危及生命,故而被人称为“藏在身上的炸弹”。因此,有必要加强对肺大泡的认识,虽然一些肺大泡患者可以通过手术康复,但日常预防不可忽视。

肺大泡患者平时应注意以下几点。

① 肺大泡的最大风险就是肺大泡破裂导致气胸,常见诱因是用力、憋气时,如剧烈咳嗽、抬举重物、便秘等。因此肺大泡患者应避免以上情况。患者如果多发肺大泡或者有过肺大泡破裂气胸病史,建议行胸腔镜肺大泡切除和胸膜固定术;如果单一肺大泡、肺大泡不大(无破裂风险)、无破裂气胸病史建议定期复查、减少剧烈活动。

② 对引起此病的原发病,如慢性阻塞性肺疾病、支气管哮喘和矽肺等,要积极防治。此病由于肺功能受损害,影响身体健康及抵抗力,并且两者互为因果。所以,平时注意调养,增进身

体健康、提高抵抗力，是改善肺功能下降，减少肺气肿、肺大泡产生的根本方法。

③ 根据患者体力，可积极参加一些适当的体育活动。慢跑是一种较适合的全身性协调运动，能增加肺活量和耐力，慢跑时维持呼吸均匀，可使足够的氧气进入体内。太极拳、柔软操、步行等能增进身体健康，凡多年坚持锻炼的患者，比多休息少动者更能保持健康。切忌剧烈活动，剧烈活动有可能会造成肺大泡的破裂从而引起气胸。

④ 避免呼吸道感染，每次呼吸道感染后肺功能亦受影响。要根据天气变化增减衣物，也可以进行耐寒训练，如从春季开始，先用两手摩擦头面部及上下肢暴露部分，每日数次，每次数分钟，至皮肤微红为好；夏天在室内用毛巾浸于冷水中拧干后作

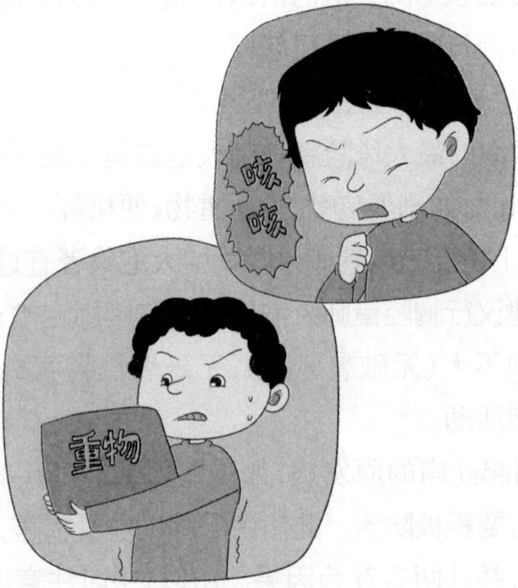

全身摩擦,每日 1～2 次;秋后改用冷水擦脸。这样经耐寒锻炼后,可减少罹患感冒,减少呼吸道感染。

⑤ 肺大泡患者在肺部感染时,一定要卧床休息,遵照医嘱积极抗炎,解痉平喘,按时服药。感染控制后可逐步调补,若平时体倦乏力,易患感冒,属肺气虚者,可选用黄芪、人参、防风、白术等以补益肺气。

⑥ 注意营养,提高机体抵抗力。适当选用蛋白质含量较高又有丰富维生素的食品,如奶制品、蛋类、肉汁。平素饮食宜清淡,不宜过咸,并要定时定量,还要戒酒戒烟。

21. 哪些人群易发支气管哮喘?

支气管哮喘简称哮喘,是由多种细胞(如嗜酸性粒细胞、肥大细胞、T 淋巴细胞、中性粒细胞、平滑肌细胞和气道上皮细胞等)和细胞组分参与的气道慢性炎症性疾病。哮喘疾病临床上并不少见,它是一种气道高反应的典型疾病。

哮喘的典型症状为发作性伴有哮鸣音的呼气性呼吸困难。症状可在数分钟内发作,持续数小时至数天,经平喘药物治疗后缓解或自行缓解。夜间及凌晨发作或加重是哮喘的重要临床特征。有些患者尤其是青少年的哮喘症状在运动时出现,称为运动型哮喘。临床上还存在没有喘息症状的不典型哮喘,患者可表现为发作性咳嗽、胸闷或其他症状。对以咳嗽为唯一症状的不典型哮喘称为咳嗽变异性哮喘。对以胸闷为唯一症状的不典型哮喘称为胸闷变异性哮喘。

哮喘发作时典型体征是双肺可闻及广泛的哮鸣音，呼吸音延长。但非常严重的哮喘发作，哮鸣音反而减弱，甚至完全消失，表现为“沉默肺”，是病情严重的表现。

在我国，哮喘患病率为1%～4%，近几年还有增高的趋势。患者发病主要与环境和遗传有密切的关系，大部分患者可终身反复发作。

诱发哮喘发作的原因主要有以下三点。

(1) 内源性哮喘的患者发作一般是继发于呼吸道感染之后，也可由其他因素引起，如吸入冷空气、刺激性气体等，患者先有咳嗽、咳痰症状，逐渐出现哮喘的典型症状，发作时间比较长，炎症必须得到控制后哮喘症状才能得到缓解。

(2) 外源性哮喘患者多有明显的过敏史，发病前往往有先兆，如鼻痒、打喷嚏、喉咙痒、咳嗽等，随后会感到胸部发紧，并出现呼气性呼吸困难的症状。此时哮喘患者多采取被迫体位，严重的患者会有出冷汗、烦躁不安，甚至出现发绀，一般持续数分钟至数小时，可自行或用平喘药物缓解。

(3) 混合性哮喘则是哮喘长期反复发作，各种因素相互作用的结果，使患者的症状表现不典型或是混合存在。此类哮喘可常年发作，没有明显的季节性。

对于哮喘，有些患者不以为然，认为这种呼吸系统慢性疾病不能根治，也没有多大危害，因此对疾病的治疗没有予以必要的重视。严重的哮喘患者发作时间可持续24小时以上，经过一般治疗而症状不能得到缓解的支气管哮喘患者称为哮喘持续状态，对患者的危害极大，甚至会危及生命。

实际上，哮喘对健康具有以下几方面危害。

(1) 哮喘会导致下呼吸道和肺部感染，这使得哮喘患者在深受哮喘折磨的同时也受到了其他病症的影响。

(2) 哮喘会出现多脏器功能不全甚至是衰竭的状况。由于在哮喘发作时会出现严重缺氧的状况，以及长期用药产生的毒副作用等，使得一些重症哮喘患者出现多脏器功能不全甚至是衰竭，哮喘患者所受的病痛更甚。

(3) 哮喘会导致呼吸骤停和呼吸衰竭。随着哮喘患者病情的不断加重，哮喘发作时由于通气不足、用药不当等原因就会产生呼吸骤停以及呼吸衰竭的症状。

(4) 哮喘最大的危害就是猝死。这使得哮喘一旦发生就会因等不及抢救而死亡，这对于患者家属的打击是巨大的。

因此，哮喘病应该早治疗，时刻预防，减少哮喘病痛带来的折磨。需要引起注意的是，具有哮喘易感基因的人群发病受环境因素的影响较大。具体来说，以下人群易发支气管哮喘。

(1) 儿童易感者为婴儿期反复病毒性呼吸道感染；或对多种常见过敏原过敏者；或婴儿期及生母于妊娠期暴露于香烟烟雾环境中。研究发现，在怀孕的前三个月吸烟，对胎儿的负面影响最大。孕期妈妈吸烟，导致子女患上喘鸣的可能性比其他孩子高出 39%，患上哮喘的可能性高出 65%。

(2) 父母患有哮喘或其他过敏性疾病，哮喘的发生具有明显的遗传倾向。一些研究显示，如果父母都有哮喘的症状，其子女患哮喘的机会可高达 60%；如果父母中有一人患有哮喘，子女患哮喘的机会则降至 20%;如父母都没有哮喘,子女患哮喘的机会只有 6%左右。为了降低哮喘发病率,做好优生优育,应进行婚前遗传咨询,避免特应性素质青年与另一特应性素质者结婚。

(3) 过敏性鼻炎患者,过敏性鼻炎有可能是亚哮喘。过敏性鼻炎和哮喘都属于变态反应性炎症,两者可以同时存在于同一气道、同一疾病。过敏性鼻炎主要发生于上呼吸道鼻腔位置,哮喘发生在肺部支气管。一般上、下呼吸道可能同时受累,由于相互影响机制,这种炎症反应会持续存在或发展,需要同时治疗。

(4) 对屋尘螨抗原呈现高水平过敏者。尘螨叮咬人体后,分泌螨蛋白入血,而螨蛋白可作为异种抗原刺激机体产生相应抗体,使得特异性体质的人群身体成为过敏性机体,进而引发支气管哮喘。

(5) 长期接触或吸入化学致喘物[异氰酸酯类、酸酐类、铂盐、多胺类、抗生素农药、染料、刺激性气体(如甲醛、二氧化硫、氨气、氯气等)]和生物致喘物(蚕丝、蛋白水解酶、蓖麻籽、木尘、粮尘、鼠尿及其皮毛、猪棕、真菌、蘑菇等)的职业人群。

易引起哮喘的环境因素主要有以下两方面。

(1) 过敏原性因素

① 室内过敏原,如尘螨、家养宠物。

② 室外过敏原,如花粉、草粉。

③ 职业性过敏原,如油漆、饲料、活性染料。

④ 食物,如鱼、虾、蛋类、牛奶。

⑤ 药物,如阿司匹林、抗生素。

（2）非过敏原性因素

如大气污染、吸烟、运动、肥胖等。

针对引发哮喘的环境危险因素，患者应采取相应措施以有效避免引起哮喘症状。

（1）避开过敏原

① 每周用热水洗涤床单和毛毯，并用烘干器烘干或在太阳下晒干，取走地毯，尤其是卧室的地毯，代之以硬直地板；动物皮毛从家中移走或至少使它们离开卧室区域，尽量减少喂养宠物。

② 在花粉高峰期，应尽量减少外出，并关好室内门窗；若无法避免，可预先给予花粉阻断剂涂抹鼻腔或戴口罩。

③ 哮喘患者不应从事易于过敏的职业，以防诱发或加重疾病。

④ 避免摄入鱼、虾、蛋类、牛奶等易于过敏的食物。

⑤ 哮喘患者在服用药物时，应仔细阅读说明书，避免因药物不良反应所引起的哮喘，在就诊时应向医生说明自己患有哮喘，使医生开处方能引起注意，自行购买药物服用可咨询药师，搞清楚药物是否会对哮喘患者引起不良后果。

（2）对于非过敏原性因素

① 远离大气污染之处，室内经常开窗，保持空气清新；坚决戒烟，注意避免被动吸烟，尽量不接触吸烟者。

② 坚持力所能及的体育运动，以增强体质、控制体重，但不能过于剧烈，以免因运动不当而引起咳嗽、气喘、胸口痛及晕眩等现象。

另外，情绪也可能会影响哮喘。国外研究表明，哮喘患者心理障碍的发生率较高，其中以焦虑和抑郁表现尤为多见；并且焦虑、抑郁情绪与哮喘呼吸困难症状有着密切的关系。

情绪性哮喘的治疗除了遵医嘱服用药物外，在平时的生活中还应当注意避免碰触情绪性哮喘的雷区。情绪性哮喘患者应尽量保持乐观情绪，平时尽量多露笑容。近代医学家们认为，笑是一种特殊的医疗行为。笑一笑，可使人体内的很多器官得到短暂的锻炼。有困难或碰到不愉快的事情，找自己身边的亲人或朋友倾诉，以宣泄心中不快。良好的心态，是治疗情绪性哮喘的一剂不花钱的“良药”。

22. 过敏性鼻炎和哮喘有何联系？

顾先生患过敏性鼻炎已有 6 年多，症状是每天晨起打 3～5 个喷嚏。着凉后易感冒，常引发过敏性鼻炎并合并哮喘。那么，过敏性鼻炎和哮喘有何联系？

临床认为，过敏性鼻炎和支气管哮喘均是呼吸道的Ⅰ型变态反应，两者关系密切，常常共同存在于同一患者身上。过敏性鼻炎时间长了往往会伴随着哮喘的出现，过敏性鼻炎与哮喘两个合并在一起的概率特别高。早在 20 世纪 60 年代，医学家们就观察到了过敏性鼻炎和支气管哮喘之间的联系。流行病学调查证实，过敏性鼻炎患者中哮喘的发病率比正常人高 4～20 倍，甚至有业内人士认为，60％的过敏性鼻炎可能发展成支气管哮喘。

以往认为过敏性鼻炎和哮喘是两种独立的疾病。鼻腔位于上呼吸道，过敏性鼻炎归属于耳鼻喉科疾病；肺位于下呼吸道，因此哮喘由呼吸内科医生诊治。从诊断到治疗也基本上是独立进行的。

目前，国际上有“同一呼吸道，同一疾病”之说。近年来，医学上提出了一个新的诊断名称——过敏性鼻炎-哮喘综合征，指的就是两者症状在临床或亚临床上往往同时并存，无论是从解剖学还是生理学上来看，鼻腔与支气管及肺都有着非常密切的关系。鼻腔及咽喉部组成了上呼吸道，而气管、支气管组成了下呼吸道。上、下呼吸道在功能上是相互关联的。上呼吸道的物理过滤和湿润功能可以使直径大于 5～6 微米的吸入颗粒阻挡在鼻腔，并使吸入支气管的空气保持湿润且接近 37℃。上呼吸道功能失调可导致下呼吸道稳态变化。鼻腔和支气管在解剖结构和生理功能上的连续性决定了过敏性鼻炎与支气管哮喘的密切关系。

过敏性鼻炎患者的鼻内炎性分泌物经鼻后孔和咽部流入或吸入肺内，特别是仰卧位睡眠时，鼻内炎性分泌物不知不觉地流入气道。分泌物流入气道后，有可能引发哮喘。

有研究显示：临床随机选取 90 例支气管哮喘患者和 48 例过敏性鼻炎患者观察随访，分析过敏性鼻炎与哮喘的关系。结果：90 例过敏性鼻炎患者中有 22 例同时患有支气管哮喘；48 例哮喘患者中 40 例同时患有过敏性鼻炎。结论：支气管哮喘发生前常先有过敏性鼻炎，过敏性鼻炎不愈是引发支气管哮喘的危险因素。

由此可知，当治疗过敏性鼻炎时，应注意到哮喘诱发或加重；同样，在治疗哮喘时应该考虑针对过敏性鼻炎的治疗，只有明确了两者之间的密切关系，才能防止它们之间的“互相渗透”。

23. 为什么夏季也需预防哮喘发病？

肖阿姨是一位哮喘患者，冬春季节特别注意哮喘的治疗，天气转暖，肖阿姨觉得过了哮喘高发的危险期，相应地也放松了警惕。但是去年夏天，肖阿姨却出现了哮喘急性发作，她对此感到疑惑不解。经过医生的仔细询问发现，原来去年夏天特别炎热，肖阿姨大部分时间在室内，几乎一整天都开着空调，空调温度也比较低，而且使用空调之前也没有专门清洗过空调的散热片和过滤网。医生向肖阿姨解释了这次她哮喘急性发作的原因，很可能是长时间在空调房间内引起的。哮喘在冬春季节好发，但季节以外的很多因素也会引起哮喘急性发作。

说到哮喘，很多患者都以为这是一种冬天常发疾病，因此在严寒的冬季都会注意保暖预防疾病，而到了天气转暖尤其到了炎热的夏天，就不注意预防，结果导致哮喘诱发。

哮喘确实在冬春季容易发病，这是因为哮喘的基本原因是气道高反应存在，过敏因素导致气道高反应性气管痉挛。很多东西都可能引起过敏反应。对于哮喘患者来说，遇到冷空气特别敏感。一旦气温下降，冷空气袭来，哮喘患者因本身体质较差，容易受寒，对温度的改变特别敏感，着凉后打喷嚏可使喉咙产生烧灼感，进而导致反复的咳嗽、喘咳。

到了夏天，虽然没有冷空气，但并不意味着哮喘患者可以“高枕无忧”，因为除了冷空气过敏，导致哮喘患者过敏的还有花粉、尘螨、油烟、异味、油漆等。

在百花怒放的夏天，空气中弥漫着各种花粉，哮喘患者稍不留意，就会因花粉过敏而诱发哮喘。空气中的花粉飘散是有季节性的，一般而言，春季传粉的是木本植物，而夏季则是草本植物。如果花粉浓度达每立方米空气含 100 颗微粒，便会引发过敏症状。因此，哮喘患者应少去花草树木茂盛的地方，最好不要在家中种植物；如出游要避开树木和杂草茂盛的景点，有花粉过敏史者在外出旅游时，更加要特别注意回避或者带好抗过敏药物，也可事先口服抗过敏药物。如果已经引发了过敏，一定要检查是哪一种花粉过敏，然后对症治疗。

尘螨也是诱发哮喘的原因。尘螨分布广泛，有屋尘螨、粉尘螨、宇尘螨等。肉眼不可见的屋尘螨主要滋生于卧室内的枕头、被褥、软垫、家具、地毯甚至空调机箱内，时刻威胁着哮喘患者的健康。

空调的使用对哮喘患者来说，应谨慎点。因为长期待在空调房内，人体的应激能力减弱，对冷热刺激的接受度降低，更容易导致哮喘发作。而且空调主机为尘螨的生长繁殖提供了温床，尘螨随气流进入室内，也为哮喘的发作埋下隐患。哮喘患者使用空调应注意：在使用空调前一定要清洗空调，开空调时室内温度不要太低，一般维持在 28℃左右，设有空调的房间要定时开窗换气，使室内空气流通，使室内保持清洁，减少空调内细菌等微生物繁殖的机会。晚上睡觉时不能通宵开着空调，床的位置要与空调通风口保持一定的距离。

在夏季，哮喘患者可适当参加力所能及的运动，如散步、慢跑、打太极拳、游泳等，以增强体质、提高免疫力、改善肺功能，从而对哮喘起到一定的预防作用。但运动不能剧烈，否则会使有些患者哮喘复发。

24. 慢性支气管炎、肺气肿和慢性阻塞性肺疾病是什么关系？

老张慢性咳嗽、咳痰的情况存在许多年了，每年冬春季节气候变化时，咳嗽、咳痰的症状更为明显。早些年医生诊断老张为“老慢支”，老张也习惯了这个通俗易懂的名称。近些年来老张觉得自己的体力一年不如一年，活动后常常出现气急。再次就诊时，医生建议老张做了肺功能检查，提示为“慢性阻塞性肺疾病”。老张大吃一惊，不是“老慢支”吗，怎么变成了另外的毛病？医生向老张介绍了慢性支气管炎、肺气肿、慢性阻塞性肺疾病之间的关系，其实这三者之间是存在密切的联系的。

慢性支气管炎（简称慢支）是指气管、支气管黏膜及其周围组织的慢性非特异性炎症。临床上以反复咳嗽、咳痰或伴喘息为主要症状，呈反复发作的慢性气道疾病。慢性支气管炎的发生与吸烟、大气污染、感染、气候寒冷，以及机体内在因素（过敏、自主神经功能失调、年龄、营养、遗传）有关。大多数患者根据临床症状可以作出诊断，根据咳嗽、咳痰或伴喘息，每年发病持续3个月，并连续两年或以上，排除其他心肺疾病，即可考虑慢性支气管炎。某些患者虽然发病持续时间不足3个月，但CT影像片可见支气管炎表现，以及肺功能检查提示气流受限，亦可作出诊断。

阻塞性肺气肿，简称肺气肿，是由于吸烟、感染、大气污染等有害因素刺激，引起终末细支气管远端（呼吸性细支气管、肺泡管、肺泡囊和肺泡）的组织弹性减退，过度膨胀、充气，肺容量增大，并伴有肺泡壁和细支气管的破坏，而无明显纤维化病变。肺气肿早期可无明显症状，随着疾病进展出现劳力性气促，多在原有慢性支气管炎的基础上出现逐渐加重的呼吸困难，临床查体可见桶状胸。肺功能检查特征性的改变是功能残气量、残气量和肺总量增高，且残气量/肺总量＞40％。目前对已经形成的肺气肿病变尚无治疗方法可以使其逆转，治疗的目的主要是延缓肺气肿的发展，改善患者症状、提高生活质量。

慢性阻塞性肺疾病（COPD）是一种具有气流受限特征的可以预防和治疗的疾病，临床表现以劳力性气短或呼吸困难为主要表现，大部分患者有咳嗽、咳痰等慢性支气管炎样表现，部分患者后期可出现肺气肿体征。具有COPD高危因素、临床症状和体征的患者，可怀疑存在COPD。肺功能测定是诊断COPD的一个金标准，主要是测一秒钟用力肺通气率，即让患者深吸一口气，然后用最大的感觉速度把气体吹出来，看第一秒呼出的气体占总的呼气量的多少。如果一秒钟通气率小于70％，排除其他肺疾病后基本可诊断为 COPD。稳定期 COPD 的治疗除了避免高危因素、祛痰治疗外，主要是吸入支气管扩张药和吸入型糖皮质激素治疗。

COPD 包含慢性支气管炎、肺气肿这两个病理状态。COPD 患者可以表现为慢性支气管炎为主的症状，如咳嗽和咳痰为主，没有明显呼吸困难；也可以咳、痰、喘同时存在，往往表现为先以咳嗽和咳痰开始，不及时或未能治疗，大约于若干年后发展为肺气肿明显的进行性加重的劳力性呼吸困难。慢性支气管炎和肺气肿常常发生在同一患者身上。在 COPD 早期，大多数患者只有慢性咳嗽、咳痰症状，但肺功能检查尚无气流受限，此时尚不能诊断为 COPD。当患者的病情严重到一定程度，肺功能检查出现不完全可逆的气流受限时，即应当诊断为 COPD。

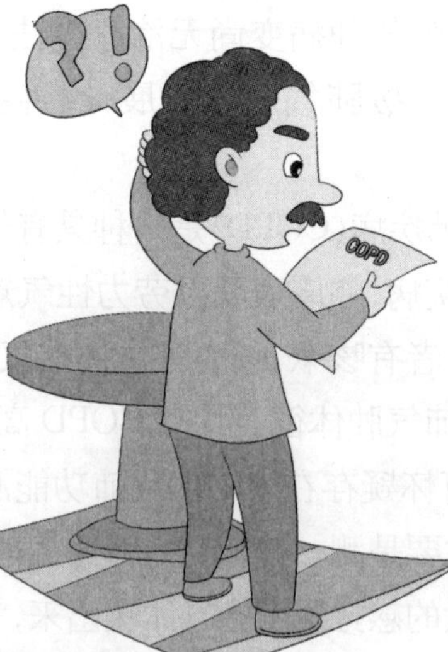

25. 慢性支气管炎患者进入秋冬季节应注意什么问题?

在一年中,慢性支气管炎发病主要是在立冬至立春这段时间内。秋冬季节,昼夜温差大,室内外冷热变化剧烈,而呼吸系统对寒冷的刺激较为敏感。寒冷导致体表血管收缩,不仅降低了皮毛的屏障功能,而且对吸入的冷空气起不到加热作用,使呼吸道黏膜受到寒冷的刺激,易诱发慢性支气管炎急性发作。此时要加强预防,可采取以下几种措施。

① 慢性支气管炎患者除采用“冬病夏治”外,在秋冬前或缓解期,要根据自身情况进行耐寒锻炼和呼吸锻炼,提高机体免疫能力。

② 慢性支气管炎已急性发作者,应尽早去医院诊治,以防疾病进一步发展。应注意不论采用中西医哪种治疗措施,但一定遵守医嘱治疗,决不要半途而废。

③ 感冒是诱发慢性支气管炎急性发作的主要原因,因此,慢性支气管炎患者防治感冒是非常重要的。

冬季,由于寒流侵袭及气压变化,容易导致支气管黏膜昼夜循环障碍、平滑肌痉挛、呼吸道分泌物排出困难及机体抵抗力降低,为病毒或细菌的入侵创造了条件。科学研究证实,寒冷的空气常使人体血液中的淋巴细胞数量相对减少,免疫能力随之降低,易受感染。因此,支气管炎是冬季中老年人的常见病,多因急性支气管炎未及时治愈转变而成。据统计，我国 50 岁以上中老年人慢性支气管炎发病率为 15%～30%。临床上常表现为咳嗽、咳痰，或伴有气短、喘息等，严重者可并发肺气肿、肺心病等。老年患者则更易引起慢性支气管炎急性发作，因此安全过冬做好保健尤为重要。

26. 有什么方法可以尽早发现慢性阻塞性肺疾病？

据世界卫生组织估计，全球目前有 6 亿人患有慢性阻塞性肺疾病，平均每年约有 270 万人死于慢性阻塞性肺疾病。因此，预防和尽早发现慢性阻塞性肺疾病很重要。

然而，如何早期发现慢性阻塞性肺疾病在目前医学上是一大难题，一般市民更是难上加难。在慢性阻塞性肺疾病发病初期，患者常无明显不适，早期症状诸如咳嗽、咯痰等并不特异，容易被患者忽视，许多人常常等到呼吸困难严重时才来就医，而这时病情已经进展到中度以上。

如果具有以下情况应警惕慢性阻塞性肺疾病：① 目前正有吸烟或曾经吸烟；② 经常出现咳嗽、咳痰；③ 在爬楼梯、提重物、快步走等日常活动时，比同龄人容易出现气急、气促或胸闷；④ 年龄在 40 岁以上。有发生慢性阻塞性肺疾病高危因素的人群，若出现上述症状应当及时就诊，进行相关的检查，排除其他可能引起劳力性气短或呼吸困难的疾病，并进行肺功能检查，明确有无气流受限存在。对于有高危因素的人群，若肺功能正常，建议定期检查肺功能，这样可以尽早发现并诊断慢性阻塞性肺疾病，及时进行干预和治疗，从而避免肺功能的进一步恶化，影响患者的生活质量及增加患者的病死率。

27. 慢性支气管炎为什么会变成肺心病?

老舍先生的《四世同堂》里有这么一句话："假若老二没心没肺的赞同此意呢？她也会只去此一遭，下不为例。"其中"没心没肺"一词意思是指不动脑筋，没有心计。当然，"没心没肺"还有一种意思，是指一些冷酷残忍、心狠手辣，甚至对待亲人、朋友手段都极其恶毒，缺乏爱心。不过，推而及之，可以理解到"心"和"肺"有很大的关联。在医学上，"心"和"肺"往往也联系在一起，那就是有些人患的肺心病。

有这样一个病例：老王患有慢性支气管炎多年，他认为这种病治不好，也不会对健康构成特别大的危害，因此没有进行积极治疗。久而久之，他慢性支气管炎反复发作，变成了肺心病。

肺心病有哪些后果？肺心病的病根"始"于肺，恶果却"结"在心脏，会造成肺和心的双重损害。肺心病发展缓慢，临床上除原有肺、胸疾病的各种症状和体征外，主要是逐步出现的肺、心功能不全以及其他器官受损的征象，往往表现为急性发作期与缓解期交替出现，肺、心功能不全亦随之进一步恶化，急性发作次数愈多，肺、心功能损害亦愈严重。肺心病患者早期以咳嗽、咯痰为主，逐渐出现心累、气紧、喘促。若反复发生呼吸道感染，就会引发呼吸困难、心悸，稍加活动，症状就会加重，出现缺氧发绀、剧烈咳嗽、浓痰增多、全身浮肿、不能平卧、头痛等症状，甚至发生呼吸衰竭、心力衰竭及意识障碍。在肺心病的病程中，要特别警惕急性发作的情况。

肺心病主要是由慢性支气管炎反复发作，发展成为阻塞性肺气肿而引起的。寒冷的季节是肺心病的高发期，这是因为寒冷、干燥空气可引起呼吸道黏膜分泌物增加，气体交换受阻，使病情加重或恶化。

肺心病患者首先要重视控制与医治支气管炎、肺气肿、支气管扩张、支气管哮喘、肺结核等肺、胸疾病，控制肺心病进一步加重。

肺心病患者要重视防寒保暖。凡患有慢性支气管炎或肺心病的人，在寒冷的季节，一定要特别注意预防和减少感冒的发生，要保护好呼吸道和胸部不受寒冷的侵袭。外出时要围上围巾、戴好口罩和帽子；平时要多喝开水，戒烟酒，防止呼吸道过于干燥；房间里最好定期用食醋蒸熏，以消毒杀菌。饮食上应以健脾开胃为主，多吃些富含维生素、微量元素、足够热量和优质蛋白的食物，如新鲜蔬菜、水果、干果、瘦肉、鱼、虾、禽蛋、豆制品等。饮食忌过咸，过咸饮食可加重高血压。而肺心病患者往往右心功能不全，高血压会进一步增加右心负担，使心悸、咳喘等症状加重。此外，宜少进食或不进食辛辣刺激性食品。

肺心病患者最好彻底戒烟。吸烟时产生的烟雾可直接刺激细支气管，使气管黏膜发生炎性水肿，分泌物增多，削弱纤毛的清除功能，使痰潴留在支气管内，造成气道阻塞。

另外，适当的锻炼也是重要的预防措施。对于较重的肺心病患者，平时要备好一个氧气袋以作急用。

肺心病患者发病要及时治疗。急性发作与病情加重时，要及时上医院，并加强家庭护理。合理应用抗生素和祛痰、解痉药物，必要时持续低流量吸氧，以及应用气雾剂等。

28. 慢性阻塞性肺疾病为什么要防止发生肺癌？

临床认为，慢性阻塞性肺疾病是肺癌的“帮凶”，切不可轻视！为什么这样说呢？因为两者具有共同的病因和发病机制：吸烟和慢性炎症的刺激。

资料显示，慢性阻塞性肺疾病患者的肺癌发病率非常高，肺癌是轻中度慢性阻塞性肺疾病患者的主要死亡原因，约33%的慢性阻塞性肺疾病患者死于肺癌。慢性阻塞性肺疾病与肺癌具有相似的危险因素及诱因，慢性阻塞性肺疾病以及肺功能受损等疾病与肺癌的发生具有密切关系。去除吸烟等因素的影响后，有慢性阻塞性肺疾病病史患者发生肺癌的风险仍明显高于无病史患者，提示慢性阻塞性肺疾病是独立于吸烟之外增加肺癌风险的危险因素。

因此，慢性阻塞性肺疾病患者在治疗的过程中，随着病情进展和年龄增大，如出现咳嗽加重、咯血、肺内肿块等，按慢性阻塞性肺疾病治疗无效时，也要考虑肺癌的可能性，做到早发现早治疗。

那么，慢性阻塞性肺疾病患者如何才能发现肺癌并做到早期诊治呢？对于慢性阻塞性肺疾病患者来说，要经常注意自己症状的变化，如咳嗽的声音是否发生了变化、痰中是否出现了血丝、气喘的症状是否一直不减轻等。如果出现了以上情况，就要进行相应的检查。

由于肺癌的发病渐进且缓慢，在早期可能是个长达数年的过程，因此，在慢性阻塞性肺疾病治疗的过程中，要定期进行检查。目前采用的低剂量 CT 检查，能定量判断肺功能的损害程度，也能筛查出肺部肿块，起到“一箭双雕”的作用。

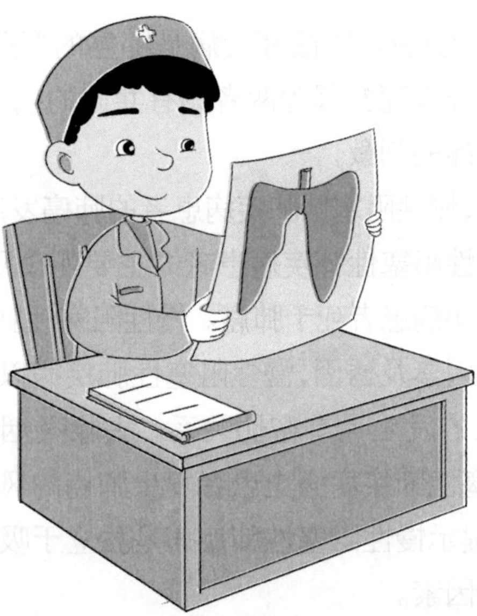

29. 肺间质纤维化需要注意哪些事项？

来沪打工的小王前阶段干咳不止，经医生检查是肺间质纤维化，这是由长期接触无机粉尘环境引起的。那么，肺间质纤维化是一种什么样的病？需要注意哪些事项？

肺间质纤维化是弥漫性肺间质纤维化的简称，是由多种原因引起肺泡壁炎症，继之肺间质形成大量纤维结缔组织和肺结构紊乱的一组异型疾病。通俗地讲，肺间质纤维化就是肺组织瘢痕累累，导致患者不同程度地缺氧而出现呼吸困难，病情反复发作，咳咳喘喘，痛苦不堪，最后因呼吸衰竭而死亡。

肺间质纤维化病变主要累及肺间质，也可累及肺泡上皮细胞及肺血管。肺间质纤维化的主要危害是：肺部感染、呼吸衰竭，肺心病、心力衰竭，肺动脉高压，容易发生急性呼吸道感染，心律失常等。

肺间质纤维化明确的病因有吸入无机粉尘(如石棉、煤)、有机粉尘(如霉草尘、棉尘)、气体(如烟尘、二氧化硫)等，病毒、细菌、真菌、寄生虫感染，药物影响及放射性损伤，继发于红斑狼疮等自身免疫性疾病。一些风湿免疫性疾病，如系统性红斑狼疮、类风湿性关节炎、干燥综合征、皮肌炎、硬皮病等，也可伴发肺纤维化，有时肺间质纤维化甚至发生在前。

肺间质纤维化起病隐匿，进行性加重，表现为进行性气急、干咳少痰或少量白黏痰，晚期出现以低氧血症为主的呼吸衰竭。查体可见胸廓呼吸运动减弱，双肺可闻及细湿罗音或捻发音。有不同程度发绀和杵状指。晚期可出现右心衰竭体征。

肺间质纤维化对人体造成的危害具体来讲，有以下几个方面。

(1) 对循环系统的影响

由于低氧血症可通过化学感受器对交感神经强刺激，急性缺氧的早期由于血管的直接反应和通过神经反射影响，致使心率加快、血压升高、心输出量增加。

(2) 对呼吸系统的影响

当动脉氧分压降到60 mmHg以下，低氧血症刺激外周感受器，通气量增加，在氧分压为30～40 mmHg时达到高峰。呼吸中枢对低氧血症时通气量的反应远较二氧化碳低，这是由于化学感受器对低氧血症的敏感性较差。

(3) 对神经系统的影响

大脑皮层对缺氧特别敏感，轻度缺氧时注意力不集中，记忆力减退，定向力差。急性缺氧患者可有烦躁不安，进一步发展则意识朦胧，最后可昏迷。

需要特别注意的是，肺间质纤维化具有传染性。

肺间质纤维化患者要做到以下几点。

(1) 要保证有足够的休息，还要注意保暖，避免受寒，预防各种感染。注意气候变化，特别是冬春季节，气温变化剧烈，及时增减衣物，避免受寒后加重病情。

(2) 要有舒适的居住环境。房间要安静，保持清洁卫生，空气要清新、湿润、流通，避免烟雾、香水、空气清新剂等带有浓烈气味的刺激因素，也要避免吸入过冷、过干、过湿的空气。

(3) 饮食方面要清淡、易消化，以流质或半流质为主，多吃瓜果蔬菜，多饮水，避免食用辛、酸、麻、辣、油炸的食物及蛋、鱼、虾等易诱发哮喘的食物。总的说来，饮食特点应是：多样化，合理搭配，富有营养，比例适宜，并且易于消化吸收。

(4) 精神上应保持愉快乐观的情绪，防止精神刺激和精神过度紧张。这就要求患者有一个豁达开朗的生活态度,也就是说要保持精神愉快,培养“知足常乐”的思想,不过分追求名利和享受,要体会“比上不足,比下有余”的道理,这样可以感到生活和心理上的满足。保持精神愉快,还要把日常生活安排得丰富多彩。

(5) 远离外源性过敏原,如:一些花草(尤其对花粉过敏者),用羽毛或陈旧棉絮等易引起过敏的物品填充的被褥、枕头,动物(鸟类、宠物或实验饲养物),木材(红杉尘、软木加工),蔗糖加工,蘑菇养殖,奶酪、酿酒加工,发霉稻草暴露,水源(热水管道、空调、加湿器、桑拿浴)以及农业杀虫剂或除莠剂等。同时,应去医院积极治疗。

30. 肺心病有哪些危害?

肺心病的出现给人们带来了很多麻烦,严重影响患者的家庭生活,给患者的身体带来不可逆的伤害。那么肺心病有哪些危害呢?

(1) 心律失常

心律失常多表现为房性早搏及阵发性室上性心动过速,其中以紊乱性房性心动过速具特征性。也可有心房扑动及心房颤动。少数病例由于急性严重心肌缺氧,可出现心室颤动以至心跳骤停。应注意与洋地黄中毒等引起的心律失常相区别。

(2) 肺性脑病

肺性脑病是由于呼吸功能衰竭所致缺氧，二氧化碳潴留而引起精神障碍、神经系统症状的一种综合征，是肺心病死亡的首要原因，应积极防治。

(3) 休克

肺心病休克并不多见，一旦发生，预后不良。其发生原因有：① 感染中毒性休克；② 失血性休克，多由上消化道出血引起；③ 心源性休克，严重心力衰竭或心律失常所致。

(4) 酸碱失衡及电解质紊乱

肺心病出现呼吸衰竭时，由于缺氧和二氧化碳潴留，当机体发挥很大限度代偿能力仍不能保持体内平衡时，可发生各种不同类型的酸碱失衡及电解质紊乱，使呼吸衰竭、心力衰竭、心律失常的病情更加恶化。对治疗及预后皆有重要意义，应进行监测，及时采取治疗措施。

31. 哪些人容易患肺癌？

说到肺癌，人们谈之色变。因为大多数患者发现时已经是肺癌晚期，医生对之回天乏力，患者生存率往往不超过一年，是恶性肿瘤当中的“重量级杀手”。

近50年来，肺癌的发病率显著增高，在男性恶性肿瘤中已居首位，女性患病率也迅速增高，占女性常见恶性肿瘤的第2位或第3位。来自全国肿瘤防治办公室的统计数据显示，2000年，中国肺癌发病率男性为 43 / 10^5，女性为 19.1 / 10^5；而到了 2005 年，这个数字已经发生了明显变化，男性肺癌发病率为 49 / 10^5，而女性的发病率则为 29.9 / 10^5。也就是说，从 2000 年到 2005 年，我国男性肺癌患者增幅为 16.9%，女性患者增幅则是 38.4%，明显高于男性。

那么，哪些人群容易患肺癌呢？

(1) 吸烟者

吸烟年限长，一天吸烟量多于 20 支的人群，属于肺癌高发人群。从肺癌的年死亡率来看，吸烟者比不吸烟者高 18.4 倍。香烟中含有对人体有害的物质，尤其是焦油和尼古丁，它们都是强致癌物质。在烟草的上百种化学物质中，高度致癌物质有 20 多种。可见，吸烟是引起肺癌发生的最重要因素。

有人或许会问："怎么有些不吸烟者也会患肺癌呢？"吸烟虽然是肺癌的主要病因，但并非唯一病因，肺癌和吸烟并不能完全画上等号。因为不吸烟不等于没有被动吸烟，不吸烟者也不排除接触到其他致癌因素的可能。因此，不吸烟者患肺癌是多因素作用的。

(2) 接触严重大气污染

长期生活在环境污染严重地区的人容易患肺癌。经研究发现，80%恶性肿瘤是由于环境因素诱发的，人类生存的环境中存在大量的致癌物质，它们是癌症发病率逐年攀升的主要原因。在我国，很多女性肺癌的发病率和致死率在提高，过去强调是因为长期吸入厨房油烟或者二手烟，最近几年认为是汽车尾气和空气污染导致吸入性颗粒诱发肺癌。

(3) 长期接触射线

体内外接受过量放射线照射者也容易患肺癌。如在金属矿区里工作的人,长时间大量接触无机砷、石棉、铬、镍等,又缺乏防护,这些人群发生肺癌的危险比普通人群高。

(4) 长时间接触煤烟或油烟

如接触煤气、沥青、炼焦的工人,长期接触厨房油烟的厨师和主妇,这些人群肺癌发病率较一般人群高。

除了尽量避开上述致癌因素,还应注意及早发现肺癌。因为早期肺癌是可以治愈的,关键是自己要有健康意识,将肺癌防治关口前移。

专家建议,肺癌高危人群需定期检查,检查方法有低剂量螺旋 CT、常规 CT 检查。45 岁以上的健康人,可以每年或隔年体检一次。对于肺部已经有小结节的人群,则要进行 4～6 个月一次的定期随访。值得注意的是,早期肺癌没有症状,所以需要常规体检。

一旦罹患肺癌,应到正规医院请专科医师治疗,不要迷信偏方。因为偏方没有得到科学认证,很多所谓的偏方会引起肝毒、肾毒。

32. 肺部结节是否等于肺癌?

在一次例行体检中,X 光检查发现小王右上肺有阴影,医生告诉他进一步去专科医院检查。经过螺旋 CT 检查,发现是一个直径约0.7厘米的小结节。这可吓坏了小王，心想：莫非自己患上了肺癌？看到小王一脸紧张、茫然的样子，医生猜出了他的心思说：肺部阴影也好，肺部小结节也罢，不要总是往坏处想，动不动就与恶病联系在一起。因为除了肺癌、肺部先天性发育异常之外，肺炎、肺结核、支气管扩张、肺曲霉菌病等也会显示肺部阴影。由此可知，发现“肺部阴影（小结节）”并非就一定意味着是肺癌，还有许多良性疾病也可以表现为小结节。

临床认为，患者一旦发现肺部小结节，不必过度紧张，但也不要过于随意。肺部结节的定义是：影像学表现为小的、局灶性、类圆形、密度高的阴影，可单发或多发，不伴有肺不张、肺门肿大和胸腔积液。通常而言，肺部结节性病变约30%是良性的，主要为肺炎、肺结核、硬化性血管瘤和肉芽肿病变等。如果结节小于1厘米，且边缘光滑，多为良性，如有钙化，良性可能更大，应注意随访观察。即便可能存在恶性的倾向，大部分结节为癌前病变——非典型性腺瘤样增生，或是早期肺癌——原位腺癌或微浸润腺癌，这类肺癌倍增时间长，可达813天，呈惰性生长的趋势，可以通过定期随访观察结节的变化，使病变置于可控范围之内。但如果肺部结节在短时间内快速增大，则不能排除是恶性的，需要进一步入院检查确诊。

肺部结节的影像学表现非常复杂。有些结节完全呈实性，边界光滑，无分叶或毛刺，多为良性。有些结节在影像上表现似毛玻璃样，学者们根据毛玻璃影中实性成分的多少又分为纯毛玻璃影、部分实性毛玻璃影和完全实性毛玻璃影。后两种多为肺癌早期表现。前者直径1厘米以下多为不典型腺瘤样增生，但也有部分为肺腺癌。

如结节大小在1厘米以上，伴有毛刺样、分叶状或毛玻璃样改变的，应警惕是否肿瘤，到医院进一步检查，找胸外科等专科医生明确诊断，医生会根据患者的具体情况，使用其他的辅助检查手段，如胸部CT、纤维支气管镜、CT定位下穿刺、痰细胞检查等进一步明确诊断。世界卫生组织专家达成共识，目前推荐的胸部低剂量螺旋CT(LDCT)是发现早期肺癌的唯一可靠、安全的方法。

导致肺部形成结节的原因非常复杂，大致有以下几种情形。

(1) 肺部长期受吸烟、空气污染等影响所致的有害微粒和气体沉积(有时结节是肿大的淋巴结)。

(2) 结核或炎症。

(3) 肺部良性肿瘤如错构瘤、硬化性血管瘤、不典型腺瘤样增生等。

(4) 早期肺癌，多为腺癌，尤其是原位腺癌和微浸润腺癌为多。

(5)肺部转移瘤。

(6) 其他：如痰栓不张、畸形、肺动静脉瘘等。

对于下列人来说，发现肺部小结节更应引起警惕，注意罹患肺癌的可能。

(1) 长期吸烟者，有资料表明，长期吸烟者的肺癌发病率比不吸烟者高10～20倍。

(2) 年龄在40岁以上者，伴随有胸痛、咳嗽、不明原因的痰中带血丝、消瘦、体重下降等症状。

(3) 有家族性的肿瘤史特别是肺癌遗传史者。

对于上述人群,发现可疑的肺部小结节,应予以充分重视,即使结节直径在1厘米以下,医生也会主张应用微创定位技术和胸腔镜手术,及时对肺部小结节作出正确的诊断和治疗。

当评估为恶性结节可能时,通常要通过非手术或手术活检获取组织学检查来明确病理。对于原位癌、微浸润腺癌这样的早期肺癌患者,及时进行手术治疗,术后坚持随访,5年生存率可达95%以上。对于晚期肺癌患者,推荐包括放、化疗等在内的多学科综合治疗。近年来靶向治疗和免疫治疗的发展为晚期肺癌患者带来了希望。

33. 为什么说阻塞性睡眠呼吸暂停是“梦中杀手”?

外出旅游的老张整整一个晚上睡不着,因为同居一室的老刘晚上鼾声如雷,而且有时鼾声会突然停止,走上前观察发现似乎呼吸停止。第二天早晨,老张把这一情况告诉老刘,并建议他回去后到医院诊治。

经医生检查,老刘患有阻塞性睡眠呼吸暂停。医生说,不能小看阻塞性睡眠呼吸暂停,因为阻塞性睡眠呼吸暂停对人体健康具有较大危害,会导致心脑血管疾病、内分泌紊乱等,因此被称作“梦中杀手”。

阻塞性睡眠呼吸暂停难道危害真的这样大? 这并非危言耸听。要知道阻塞性睡眠呼吸暂停的危害,首先要认识其“真面貌”。

阻塞性睡眠呼吸暂停顾名思义是睡觉时呼吸暂时停顿，临床上一般是指成人每晚7小时的睡眠期间，发作次数达30次以上，每次发作时，口、鼻气流停止流通达10秒或更长时间，并伴有血氧饱和度下降等。疾病产生的原因是颈咽部组织拥挤，导致呼吸阻塞。阻塞性睡眠呼吸暂停患者很多都是肥胖者，约有70%患者体重超过正常。另外，内分泌紊乱和老年性变化也是常见原因。内分泌紊乱如甲状腺机能减退，出现黏液水肿，造成阻塞性睡眠呼吸暂停；老年期机体组织松弛肌张力减弱，致使咽壁松弛、塌陷而内移，引起阻塞性睡眠呼吸暂停。

在阻塞性睡眠呼吸暂停患者中，几乎都有睡眠后的巨响鼾声，以及打鼾、憋气、停止呼吸等循环表现，多数由同住者告知。阻塞性睡眠呼吸暂停患者由于摄入氧气不足会造成血液中氧含量降低，严重的会造成机体组织氧含量降低，从而引发一些严重后果。常见的症状是情绪和行为的变化，如躁动、多梦、遗尿、阳痿、晨起头痛等。儿童患者可能有智力降低，学习成绩下降，也可能出现梦游、梦魇等症。严重持久的患者可并发高血压、心律失常、心肺功能衰竭等。

在一场名为“中美睡眠医学对话”活动中，与会专家介绍，约一半的阻塞性睡眠呼吸暂停患者会患上高血压，超过40%的患者会患上糖尿病，中重度患者的脑卒中发生风险要比正常人高3倍。

然而，阻塞性睡眠呼吸暂停并未引起患者的应有重视，大多数患者未知疾病存在或对疾病危害认识不足，根本没有得到诊断和治疗。

目前对于阻塞性睡眠呼吸暂停，轻度者主要治疗手段是非手术治疗，如在睡眠时改仰卧位为侧卧位，采用持续正压呼吸器，以及减轻体重、药物治疗等方式。对于因鼻息肉、鼻中隔偏曲、扁桃体或腺样体肥大的致病者，可采用手术治疗，除去致病的因素。因鼻息肉、鼻中隔偏曲者，可摘除鼻息肉，矫正鼻中隔；扁桃体和(或)腺样体肥大者，可施行扁桃体或腺样体切除术，都可取得良好效果。对于严重患者，特别是心肺功能较差、血氧饱和度较低的患者，要考虑其他治疗方法。

第二章
呼吸系统疾病药物治疗

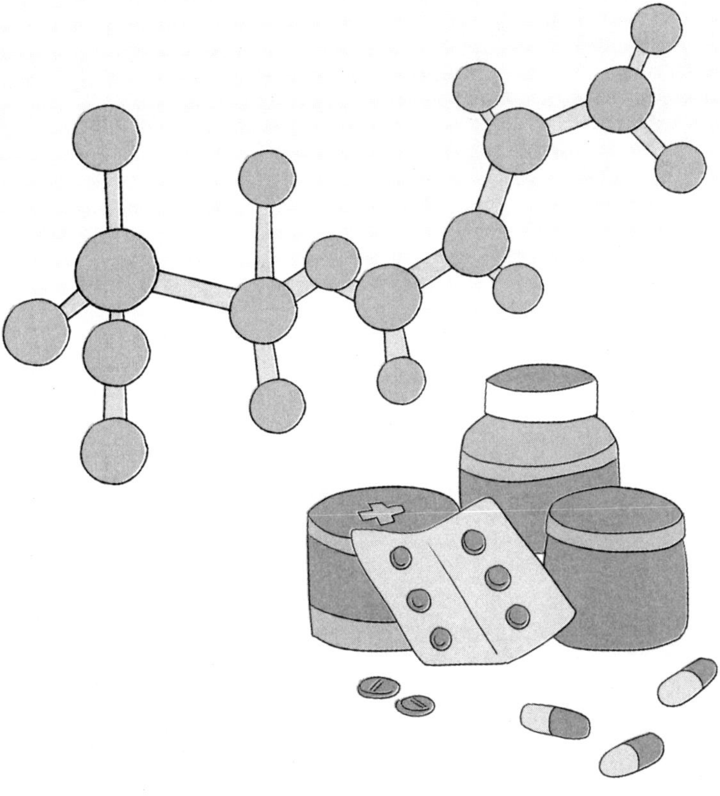

34. 呼吸系统疾病常用治疗手段有哪些?

呼吸系统疾病的常用治疗手段包括内科和外科治疗方法,以及介入性治疗方法,主要包括以下几方面内容。

(1) 抗菌药物治疗

在各种感染性疾病中,呼吸道感染位居首位。一般的细菌感染用一种抗生素就可以控制,不需要联合用药。对于复杂感染或伴有基础疾病、耐药菌感染风险等因素的患者,需采取联合抗生素治疗以起到协同作用,增加疗效。

(2) 糖皮质激素应用

糖皮质激素在呼吸系统疾病的药物治疗中占有重要地位,在包括支气管哮喘、慢性阻塞性肺疾病、外源性过敏性肺泡炎、结节病、急性肺损伤、肺间质疾病等疾病中都有应用;而在慢性气道疾病中,如慢性阻塞性肺疾病、支气管哮喘等,均主张长期使用糖皮质激素吸入制剂。

(3) 支气管扩张药

支气管扩张药用于有支气管痉挛,伴有咳嗽、气喘的患者,如慢性阻塞性肺疾病、支气管哮喘、肺部感染出现支气管痉挛的患者。

(4) 呼吸机的应用

呼吸机的应用包括无创机械通气(面罩呼吸机)和有创机械通气(气管插管或气管切开)。呼吸机主要针对存在呼吸衰竭的患者，通过机械通气可以维持患者适当的通气量，改善气体交换，减少呼吸肌疲劳。此外，通过面罩呼吸机进行持续正压通气(CPAP)，可用于治疗阻塞性睡眠呼吸暂停低通气综合征。

(5) 氧气疗法

对于存在严重缺氧的患者，可以通过氧气疗法增加吸氧浓度，提高肺泡氧分压。对于慢性阻塞性肺疾病患者选择低浓度吸氧，而对于呼吸窘迫综合征(ARDS)患者则可使用中高浓度吸氧。

(6) 呼吸道湿化及雾化治疗

湿化治疗是通过装置产生水蒸气，提高吸入气中的水蒸气含量，使气道湿化、稀释分泌物，易于排出。雾化治疗是将药物或水分分散成微粒，通过雾化吸入药物到气道和肺泡内，发挥局部治疗的作用。

(7) 介入治疗

介入治疗包括纤维支气管镜治疗及血管内介入治疗。经纤维支气管镜可以对肺泡蛋白沉积症进行肺泡灌洗，进行呼吸道肿瘤的内镜下治疗，以及放置支架治疗气道狭窄。支气管动脉栓塞术可以治疗大咯血。通过内科胸腔镜可以进行胸膜疾病的诊断及治疗。

(8) 肺移植

肺移植用于治疗某些终末期肺病，分为肺叶移植、单肺移植、双肺移植、心肺联合移植等技术，是需要多部分合作的系统工程。

35. 呼吸系统疾病常用药物有哪些?

呼吸系统疾病常用的药物包括：抗感染药、平喘药、镇咳药、祛痰药等。

36. 呼吸系统抗感染药有哪些?

呼吸道感染是最常见的感染性疾病，因此抗感染药物在呼吸道感染的治疗中起到至关重要的作用。常用的呼吸系统抗感染药物包括以下几类。

(1) 青霉素类

① 天然青霉素：主要针对溶血性链球菌、肺炎链球菌、草绿色链球菌、肠球菌等感染。常用于急性扁桃体炎、肺炎、心内膜炎等，以及白喉、破伤风、气性坏疽、厌氧球菌等感染的治疗。常用药物有青霉素G。

② 耐酶青霉素：耐酶，用于耐药金葡菌引起的感染。药物有甲氧西林、苯唑西林等。

③ 广谱青霉素：可作用于革兰氏阳性菌、革兰氏阴性菌。常用的药物有氨苄西林、阿莫西林等。

(2) 头孢菌素类

头孢菌素类包括第一代头孢菌素：头孢噻啶、头孢氨苄、头孢唑啉、头孢拉啶；第二代头孢菌素：头孢呋辛、头孢替安、头孢西丁、头孢孟多、头孢美唑；第三代头孢菌素：头孢噻肟、头孢曲松、头孢哌酮；第四代头孢菌素：头孢唑喃。

同时还包括β-内酰胺类和β-内酰胺酶抑制剂：阿莫西林/克拉维酸、氨苄西林/舒巴坦、替卡西林/克拉维酸、派拉西林/三唑巴坦、头孢哌酮/舒巴坦。

适应证如下，第一代头孢菌素：革兰氏阳性球菌、金黄色葡萄球菌、肠球菌所致感染；第二代头孢菌素：敏感肠杆菌、葡萄球菌感染；第三代头孢菌素：革兰氏阴性杆菌所致严重感染、院内感染、免疫缺陷感染；第四代头孢菌素：同第三代头孢菌素，产 AmpC 酶的肠杆菌属细菌，对一些革兰氏阳性菌也有作用；β-内酰胺类+β-内酰胺酶抑制剂：对一些产β-内酰胺酶的革兰氏阴性菌有抑制作用。

(3) 碳青霉烯类

主要品种：亚胺培南/西司他丁、美罗培南、帕尼培南/倍他米隆、厄他培南。

作用：抗菌活性强，抗菌谱广，作用于包括革兰氏阳性球菌、阴性杆菌、厌氧菌等。对β-内酰胺酶稳定(包括 ESBL、AmpC)。但要注意部分患者会引起中枢抽搐的严重不良反应。

(4) 万古霉素/去甲万古霉素

对葡萄球菌、链球菌、肠球菌等革兰氏阳性球菌有高度抗菌活性，主要用于上述菌所致严重感染：肺部感染、心内膜炎、败血症。

(5) 喹诺酮类

包括左氧氟沙星、莫西沙星、环丙沙星等。对革兰氏阳性球菌(肺链、溶链、金葡菌)活性增强,可用于CAP、窦炎、中耳炎等;对厌氧菌活性增强;对非典型病原体(支原体、衣原体、军团菌)作用增强;对大肠埃希菌交叉耐药。

注意:避免用于18岁以下患者;避免用于癫痫等中枢神经系统疾病患者;肾功能不良者应减量;可发生严重不良事件,如抽搐、精神异常、心律失常、光毒性。

(6) 治疗深部真菌感染

包括棘白菌素类,如卡泊芬净和米卡芬净;唑类,如氟康唑、伏立康唑、伊曲康唑。

37. β-内酰胺类抗菌药物主要的不良反应有哪些?

β-内酰胺类抗菌药物最常见的不良反应为过敏反应,包括皮疹、药物热、血管神经性水肿、血清病型反应、过敏性休克等,其中以过敏性休克最为严重,主要药物是青霉素类和头孢菌素类。过敏反应分速发型和非速发型。速发型变态反应常在用药后1小时内出现,过敏性休克多在注射后数分钟内发生。根据Coomb's和Gell免疫反应分类系统可将其称为Ⅰ型变态反应,临床表现为快速进展的荨麻疹、血管性水肿、呼吸道痉挛及严重过敏反应等病症。非速发型变态反应又称为迟发型过敏反应，一般在用药1小时后发生，发病机制可以是Ⅱ型、Ⅲ型或Ⅳ型变态反应，临床可表现为各种类型的皮疹。另外，β-内酰胺类抗生素不良反应的发生常会累及很多器官或系统，有些甚至会同时累及多个器官或系统，常见的不良反应表现在皮肤及其附件、消化系统、全身性、循环系统、局部血管、泌尿系统、肌肉骨骼肌系统、血液系统以及口腔、耳朵、眼睛等部位。

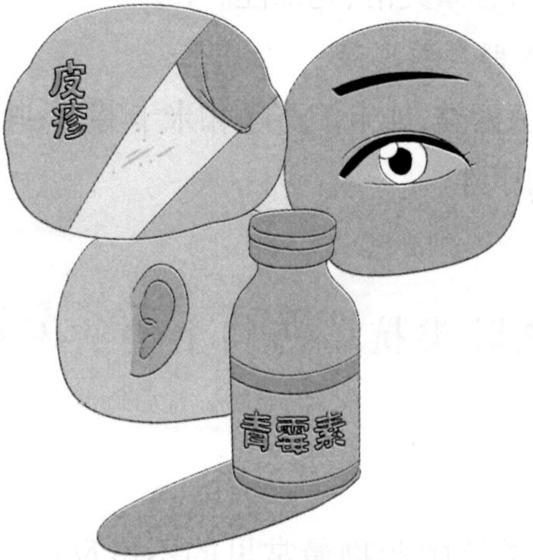

38. 氨基苷类抗菌药物主要的不良反应有哪些？

氨基苷类抗菌药物主要的不良反应为耳肾毒性和神经肌肉阻滞作用，尤其在儿童和老人中更加容易引起，其毒性的产生与药物的剂量大小有关。其他不良反应有皮疹、嗜酸性粒细胞增多等。

39. 大环内酯类抗菌药物主要的不良反应有哪些?

大环内酯类抗菌药物最主要的不良反应为消化系统反应,如腹部不适、恶心呕吐等。

40. 糖肽类抗菌药物主要的不良反应有哪些?

糖肽类抗菌药物目前临床主要使用的是万古霉素和替考拉宁。

(1) 万古霉素

万古霉素主要的不良反应有耳毒性、肾损害、变态反应等,且与剂量大小有关。大剂量、长时间、老年人或肾功能不全者使用时尤其容易发生不良反应。

(2) 替考拉宁

患者对替考拉宁耐受性良好,不良反应一般轻微且短暂,严重不良反应罕见。主要不良反应有耳毒性、胃肠反应、过敏反应、血清氨基转移酶或血清磷酸转移酶升高、血小板减少或增多、嗜睡、头痛等。

41. 林可霉素类抗菌药物主要的不良反应有哪些?

林可霉素类抗菌药物主要的不良反应为胃肠道反应,口服后腹泻多见,一般轻微,长期用药可致伪膜性肠炎。还可致转氨酶升高或黄疸、肝功能异常、过敏反应、血小板减少等。

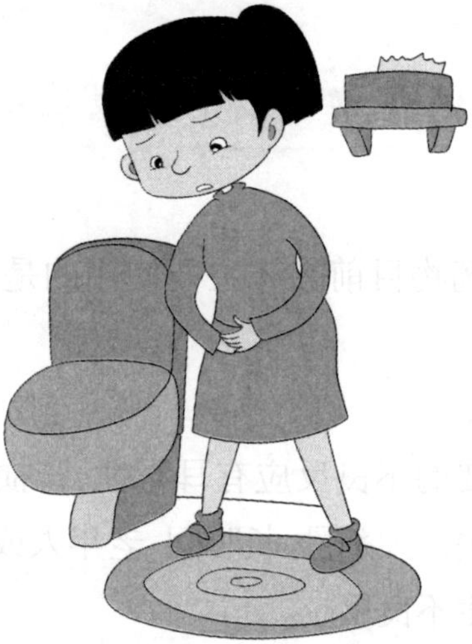

42. 四环素类抗菌药物主要的不良反应有哪些?

四环素类药物的不良反应较多,主要有胃肠道反应、肝毒性、变态反应、光敏反应、二重感染、对骨骼及牙齿的影响等,所以 8 岁以下儿童禁用。

43. 氯霉素类抗菌药物主要的不良反应有哪些?

氯霉素类抗菌药物最突出的不良反应表现为血液系统毒性,抑制骨髓造血功能是最严重的不良反应之一,不可逆性再生障碍性贫血是严重不良反应之一;其次是灰婴综合征;另外还有二重感染、口服给药造成的恶心、呕吐等胃肠道反应。这些严重的不良反应限制了其临床应用。

44. 噁唑烷酮类抗菌药物主要的不良反应有哪些?

噁唑烷酮类抗菌药物是 20 世纪 80 年代逐步发展起来的一类新型的全合成抗生素。噁唑烷酮类抗菌药物不良反应表现在胃肠道、心血管系统、中枢神经系统、代谢、内分泌系统、泌尿生殖系统、肝脏、血液、皮肤等方面,这些不良反应均来自国外研究资料。

45. 磺胺类抗菌药物主要的不良反应有哪些?

磺胺类抗菌药物的主要的不良反应表现在过敏反应、肾脏损害、造血系统影响、胃肠道反应、肝脏损害等。磺胺类抗菌药物发现于20世纪30年代，在临床上现已基本被抗生素及喹诺酮类药物取代。但由于磺胺类抗菌药物对某些感染性疾病如流脑、鼠疫等具有疗效良好、使用方便、性质稳定、价格低廉等优点，因此在抗感染的药物中仍占有一定的份额。

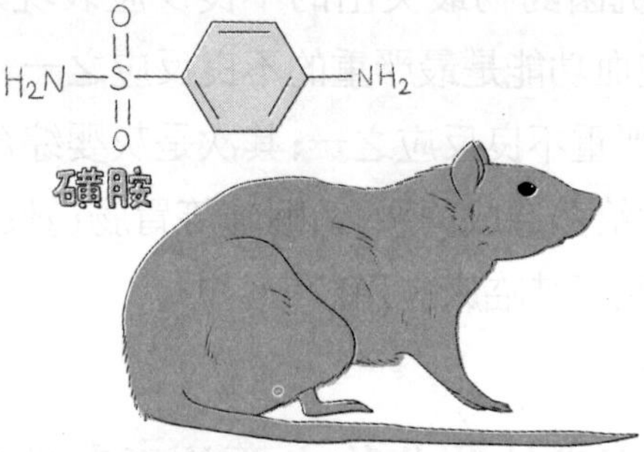

46. 呼吸系统平喘药有哪些？

呼吸系统平喘药有 β_2 受体激动剂、M胆碱受体拮抗剂、磷酸二酯酶抑制剂、过敏介质阻断剂、肾上腺皮质激素类、止咳化痰药物。

β_2 受体激动剂可以与气道靶细胞膜上的 β_2 受体结合，通过一系列反应最终松弛平滑肌。此外，β_2 受体激动剂还可抑制肥大细胞与中性粒细胞释放炎症介质，增强气道纤毛运动，促进气道分泌，降低血管通透性，减轻气道黏膜下水肿。常用的 β_2 受体激动剂为吸入剂型，有沙丁胺醇、特布他林，以及长效的沙美特罗、福莫特罗。

M胆碱受体拮抗剂可阻断节后迷走神经传出支（M_1、M_2、M_3），通过降低迷走神经张力而舒张支气管。其舒张支气管的作用比 β_2 受体激动剂弱，起效也较慢，但长期应用不易产生耐药，与 β_2 受体激动剂联合应用具有协同、互补作用。常用的药物也为吸入剂型，有异丙托溴铵、噻托溴铵等，前者为短效制剂，后者为长效制剂。

磷酸二酯酶抑制剂：茶碱类药物，作用较广，有平喘、强心、利尿、血管扩张、中枢兴奋等作用。扩张支气管平滑肌的作用与 β_2 受体激动剂相比较弱，同时长期应用小剂量茶碱类药物，可抑制肥大细胞、巨噬细胞、嗜酸粒细胞等炎症细胞的功能，增强呼吸肌（主要是膈肌）收缩力。常用药物有氨茶碱及二羟丙茶碱注射液。

过敏介质阻断剂可以稳定肺组织肥大细胞膜，抑制过敏介质释放，阻断引起支气管痉挛的神经反射，降低哮喘患者的气道高反应性，常用的药物有色苷酸钠。近年来广泛使用的选择性白三烯受体拮抗剂孟鲁司特，可拮抗白三烯类物质引起的炎性反应。

肾上腺皮质激素的作用机制包括抑制炎症细胞在气道中的浸润，激活和炎性介质的释放，抑制细胞因子的生成，增强 β_2 受体的反应性，减少气道内毛细血管渗出，抑制气道黏液腺分泌。吸入性糖皮质激素（ICS）是目前控制气道炎症最有效的药物，可供选择的药物有丙酸倍氯米松（BDP）、布地奈德（BUD）和氟替卡松（FP），以定量气雾剂、干粉剂或溶液吸入。全身性使用的糖皮质激素有口服制剂：强的松、强的松龙，静脉使用制剂有甲强龙、地塞米松和氢化可的松。

47. 平喘药有哪些主要的不良反应？

(1) 茶碱类

茶碱类药物为甲基黄嘌呤类的衍生物，是临床常用的平喘药，具有强心、利尿、扩张冠状动脉、松弛支气管平滑肌和兴奋中枢神经系统等作用。主要用于治疗支气管哮喘、慢性阻塞性肺疾病、肺气肿、心脏性呼吸困难等疾病。

茶碱类药物刺激性强，口服具有一定的胃肠道刺激性；注射剂碱性强，对血管有刺激性。该类药物的毒性反应常出现在血药浓度 20 μg / mL 时，早期多见恶心、呕吐、易激动、失眠等，甚至出现心动过速、心律失常；血药浓度 40 μg / mL 时，可发生发热、失水、惊厥等症状，严重时甚至呼吸、心跳停止而致死。

(2) $β_2$ 受体激动剂

$β_2$ 受体激动剂作为最主要的支气管扩张药物，在支气管哮喘、慢性阻塞性肺疾病等慢性气道疾病的治疗中得到了广泛的认可，为肺炎、哮喘、慢性阻塞性肺疾病急性加重等疾病憋喘急性状态时的首选药物。

$β_2$ 受体激动剂根据化学结构可分为配基糖苷类（沙丁胺醇）、间苯二酚类（特布他林）和水杨醇类（福莫特罗、沙美特罗等）。根据作用维持时间长短可分为短效（作用维持 4～6 小时）和长效（维持 12 小时）；按起效速度可分为速效（数分钟起效）和缓效(半小时起效)。短效以沙丁胺醇为代表,起效较快,是较理想的控制哮喘急性发作的药物。福莫特罗、沙美特罗则作为长效制剂应用较广,可持续 12 小时缓解症状,适用于慢性哮喘、夜间发作性哮喘。

β_2 受体激动剂虽然是选择性 β 受体激动剂,但是其选择性也是相对的,特别是剂量加大时,伴有轻度 β 受体激动剂作用,表现为兴奋、肌肉震颤、代谢紊乱等,长期、单一应用 β_2 受体激动剂可造成细胞膜 β_2 受体的向下调节,表现为临床耐药现象。

(3) 抗胆碱药

具有平喘作用的抗胆碱能药物主要阻断气道平滑肌上的 M_3胆碱受体,抑制胆碱能神经对气道平滑肌的作用,导致平滑肌松弛、气道扩张,是唯一可以降低气道迷走神经张力的支气管扩张药。用于缓解慢性阻塞性肺疾病(如慢性支气管炎、肺气肿等)引起的支气管痉挛、喘息症状,并可作为维持用药。其松弛气管平滑肌作用较 β_2 受体激动剂弱,与 β_2 受体激动剂联合应用具有协同作用,维持时间长,安全性高,对心血管影响小,长期使用无耐受性,尤其适用于因不能耐受肾上腺素 β 受体激动药所致的肌肉震颤、心动过速的患者。

目前临床常用的药物是溴化异丙托溴铵和噻托溴铵。其中溴化异丙托溴铵作用可维持 3～6 小时,为短效制剂;而噻托溴铵抑制乙酰甲胆碱诱导的支气管收缩作用可持续 24 小时,为长效抗胆碱支气管扩张药,能有效治疗慢性阻塞性肺疾病,不适用于缓解急性支气管痉挛。

抗胆碱药为 M 受体阻断药,不良反应主要表现为口干、口苦，少见心动过速、心悸，过量时可减少呼吸道分泌，抑制纤毛运动，有可能加重呼吸道阻塞。但对痰量及痰黏稠度无明显影响。

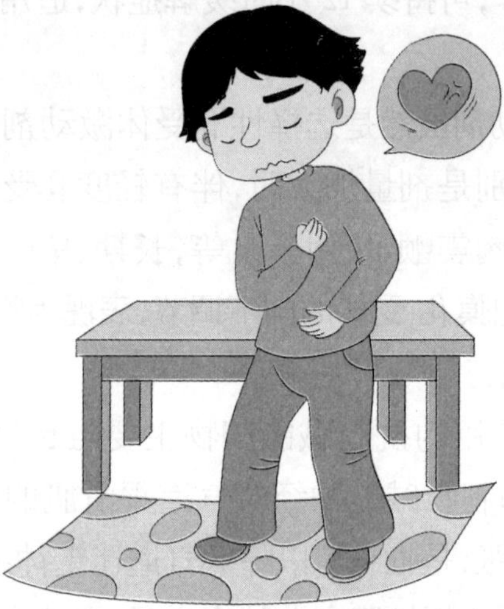

48. 呼吸系统镇咳药有哪些？

目前常用的镇咳药，根据其作用机制可分为两类：一是抑制延髓咳嗽中枢的中枢性镇咳药，又可分为成瘾性和非成瘾性两种；二是抑制咳嗽反射弧中的感受器、传入神经、传出神经或效应器中任何一环节的外周性镇咳药。下面对常用的几种镇咳药物进行简单介绍。

中枢性镇咳药中具有成瘾性的药物如可待因，是阿片生物碱的一种，又称甲基吗啡，能直接抑制延脑的咳嗽中枢，镇咳作用迅速而强大，疗效可靠，口服吸收快且完全。临床主要用于各种原因引起的剧烈干咳和刺激性咳嗽，尤适用于伴有胸痛的剧烈干咳。由于本品能抑制呼吸道腺体分泌和纤毛运动，故对有少量痰液的剧烈咳嗽，应与祛痰药并用。

近年来已研制较多的非成瘾性中枢镇咳药，用于替代可待因等药物，如右美沙芬。但在使用过程中仍需避免用于痰多、痰液黏稠的咳嗽患者。右美沙芬的镇咳作用与可待因相等或稍强，无镇痛作用，治疗量对呼吸中枢无抑制作用，亦无成瘾性和耐受性，偶见头晕、嗜睡、恶心、呕吐等不良反应。其主要用于干咳，除了单独应用，还常用于多种复方制剂治疗感冒咳嗽。

外周性镇咳药中的苯佐那酯，具有较强的局部麻醉作用，可以选择性抑制肺牵张感受器，阻断迷走神经反射，抑制咳嗽的冲动传入，产生镇咳作用。其疗效较可待因差，主要用于呼吸系统疾患如支气管炎、胸膜炎引起的咳嗽。其他外周性镇咳药包括：二氧丙嗪，兼有抗组胺、平滑肌解痉、抗炎和局麻作用，并有中枢抑制作用，临床常用于治疗咳嗽及过敏性疾病；那可丁可用于治疗阵发性咳嗽；普诺地嗪有局麻及平滑肌解痉作用；依普拉酮兼有中枢性镇咳作用，并有镇静、局麻、抗组胺、抗胆碱和黏痰溶解作用。

49. 镇咳药有哪些主要的不良反应?

李先生最近因感冒出现刺激性干咳，医生为他开了镇咳药处方,他使用了之后咳嗽的症状有所缓解。李先生的母亲有慢性阻塞性肺疾病,有慢性咳嗽、咳痰,最近咳嗽症状加重,痰量也比平时多,于是她也服用了儿子的镇咳药,但过了几天却出现痰液咳不出、气急加重。送医就诊后,发现李老太太血气二氧化碳升高,医生要求她立即停用镇咳药,并给予了相应的处理和治疗。

镇咳药可通过抑制延髓咳嗽中枢,或抑制咳嗽反射弧中的某一环节而发挥镇咳作用。患者痰多时不建议使用镇咳药物,因抑制咳嗽反射后不利于痰液排出,痰液集聚容易继发感染,并且阻塞呼吸道,会使呼吸系统感染性疾病迁延不愈。

中枢性镇咳药中的常用药物可待因的主要的不良反应是成瘾性。治疗量时不良反应少见,偶有恶心、呕吐、便秘及眩晕,大剂量可抑制呼吸中枢,并可发生烦躁不安等兴奋症状。过量可以引起小儿惊厥,可用纳洛酮对抗。使用可待因时要注意与其他药物的相互作用:① 与抗胆碱药合用时,可加重便秘或尿潴留的不良反应;② 与美沙酮或其他吗啡类中枢抑制药合用时,可加重中枢性呼吸抑制作用;③ 与肌肉松弛药合用时,呼吸抑制更为显著;④ 本品抑制齐多夫定代谢,避免二者合用;⑤ 与甲喹酮合用,可增强本品的镇咳和镇痛作用;⑥ 本品可增强解热镇痛药的镇痛作用;⑦ 与巴比妥类药物合用,可加重中枢抑制作用。

非成瘾性中枢镇咳药如右美沙芬、喷托维林等,不良反应较少,偶见头晕、嗜睡、恶心、呕吐、口干、便秘等,痰液量多、黏稠不易咳出的患者在使用时还需要注意避免过度镇咳引起痰液阻塞。

外周性镇咳药物的不良反应较少，常见不良反应有轻度嗜睡、头痛、鼻塞及眩晕等。

50. 呼吸系统祛痰药有哪些?

祛痰药物根据其作用方式可分为以下几种。

（1）恶心性祛痰药和刺激性祛痰药

前者如氯化铵、碘化钾、愈创木酚甘油醚，口服后可刺激胃黏膜，引起轻微的恶心，反射性地促进呼吸道腺体分泌增加，使痰液稀释，易于咳出；刺激性祛痰药如桉叶油、安息香酊等，其蒸气挥发可刺激呼吸道黏膜，增加腺体分泌，使痰液变稀，易于咳出。

（2）黏液溶解剂

黏液溶解剂如乙酰半胱氨酸，作用是降低痰的黏度，使痰容易咳出。

（3）黏液调节剂

黏液调节剂主要作用于气管、支气管上皮的腺体细胞，促使其分泌黏性低的分泌物，使呼吸道分泌物的流变性恢复正常，痰液由黏变稀，常用药物如羧甲司坦、盐酸氨溴索、盐酸溴己新。

51. 祛痰药有哪些主要的不良反应?

祛痰药是一类能使痰液变稀或溶解，使痰易于咳出的药物。

祛痰药的不良反应较轻,胃肠道反应最常见,主要表现为恶心、呕吐、胃部不适、腹泻等。

52. 呼吸系统抗肿瘤药有哪些?

肺癌是最常见的肺原发性恶性肿瘤,50多年来,世界各国特别是工业发达国家,肺癌的发病率和病死率均迅速上升,死于癌病的男性患者中肺癌已居首位。肺癌的治疗包括手术治疗、放疗和化疗。肺癌的药物治疗种类可分为化疗药物和非化疗药物。下面重点介绍非化疗药物。

(1) 分子靶向治疗药物

在肿瘤发生过程中常有多个控制细胞生长和分化的信号通路的基因突变,使细胞无限制地生长,如我们熟悉的表皮生长因子受体(EGFR)在相当一部分人类肿瘤细胞中存在高表达,且其所介导的信号转导与肿瘤的发生发展及预后密切相关。肿瘤生长的另一个重要环节是新生血管的生成。肿瘤会刺激血管内皮在肿瘤组织中增殖,为其生长提供所必需的营养。选择关键突变基因或新生血管生成过程中重要步骤作为靶点来治疗肿瘤,这就是现在的肿瘤治疗新方法——靶向治疗。

① 驱动基因的测定对靶向药物的选择非常重要。常用的驱动基因检测包括表皮生长因子受体(EGFR)基因突变、间变性淋巴瘤激酶(ALK)融合基因、ROS-1融合基因。对于EGFR基因敏感突变的非小细胞肺癌患者,推荐一线使用EGFR-

TKI，目前国内上市的 EGFR 抑制剂包括：吉非替尼（易瑞沙），厄洛替尼（特罗凯）、埃克替尼（凯美纳）。ALK 和 ROS－1 融合基因阳性的患者，建议使用 ALK 和 ROS－1 融合基因抑制剂：克唑替尼。

② 抗血管生成药物：针对肿瘤血管的治疗可以分别采用以下策略。第一，针对微小肿瘤的新生血管生成（antiangiogenic agents），采用 VEGF 和 VEGFR－2 抑制剂等；第二，针对大的肿瘤已经形成的血管（vascular-targeting agents），采用微管蛋白等；第三，长期使用间接作用于肿瘤血管的混合药物，包括紫杉烷类和 EGFR 抑制剂。

VEGF 的单克隆抗体贝伐单抗（bevacizumab，商品名为 Avastin）是研究得最清楚的。早期的临床试验表明，单独使用 VEGF 抑制剂对进展期实体肿瘤是无效的，但是耐受剂量下，贝伐单抗结合卡铂和紫杉醇治疗非小细胞肺癌（NSCLC）患者，在统计学上和临床上都可以明显地延长患者的生存期。它最严重的副反应是肿瘤相关性出血。美国 NCCN 指南推荐贝伐单抗联合含铂的两药方案为 NSCLC 标准治疗方案。

我国自行开发的重组人血管内皮抑制素（恩度，YH－16）的作用机理是通过抑制形成血管的内皮细胞迁移来达到抑制肿瘤新生血管的生成，阻断肿瘤细胞的营养供应，从而达到抑制肿瘤增殖或转移的目的。上市前，对Ⅲb 期或Ⅳ期的非小细胞肺癌患者的研究显示，具有一线治疗与化疗合用与对照组相比具有较高的有效率与生存期，目前成为中国版的 NCCN，指南中作为一线化疗的标准治疗方案。

（2）生物反应调节剂

免疫生物治疗已成为肿瘤治疗的重要部分。干扰素、白介素-2、肿瘤坏死因子、集落刺激因子等可增加机体对放化疗的耐受性、提高疗效。

（3）中医中药治疗

我国医学中的许多单方、验方与西药协同，可治疗肿瘤，减少患者化疗、放疗不良反应。常用的药物包括：参莲胶囊、益肺清化颗粒、清肺散结丸、消癌平滴丸、鸦胆子口服乳液、复方斑蝥胶囊、贞芪扶正胶囊、参芪十一味颗粒等。

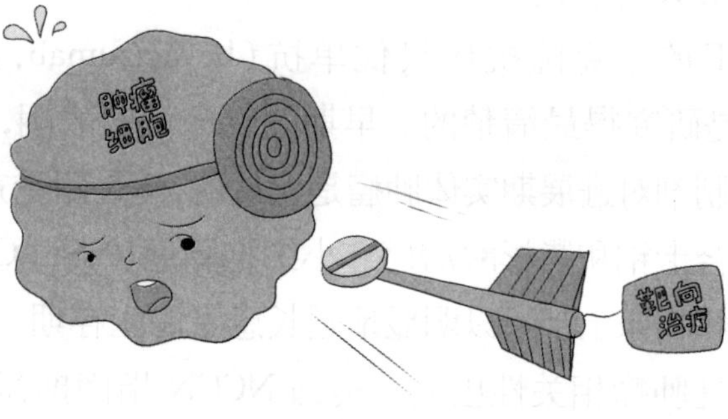

53. 呼吸系统抗肿瘤药有哪些主要的不良反应？

抗肿瘤药是可抑制肿瘤细胞生长、对抗和治疗恶性肿瘤的药物，是肿瘤治疗手段中不可缺少的重要一环。

抗肿瘤药大部分都具有明显的毒性反应，根据反应出现的时间可分为急性和亚急性不良反应、长期不良反应。

54. 呼吸系统其他辅助用药有哪些?

呼吸系统常用辅助用药有经鼻用鼻减充血剂、肺表面活性剂、呼吸兴奋剂等。

经鼻用鼻减充血剂与含减轻鼻腔充血成分的感冒药作用相似,可缓解急、慢性鼻炎和鼻窦炎等上呼吸道感染引起的鼻塞、流涕、喷嚏等症状。

肺表面活性剂代表药物有固尔苏,为猪肺提取的表面活性物质,主要成分是磷脂,具有降低肺表面张力的作用,可用于治疗和预防早产儿的呼吸窘迫综合征。

呼吸兴奋剂主要用于气道无明显阻塞、尚未进行机械通气治疗的呼吸衰竭的抢救,作用比较短暂,常需反复给药。临床常用的有尼可刹米(可拉明)、洛贝林。

55. 治疗感冒的药物有哪些?

常用感冒药根据其成分可分为以下四类。

(1) 含解热镇痛成分的感冒药

此类感冒药包括对乙酰氨基酚、双氯芬酸、氨基比林、布洛芬,能缓解发热、头痛、全身关节酸痛等症状。其中对乙酰氨基酚对孕妇而言是最安全的退热药。

(2) 含减轻鼻腔充血成分的感冒药

此类感冒药包括盐酸伪麻黄碱、盐酸麻黄碱。这类药物具有收缩上呼吸道毛细血管、消除鼻咽部黏膜充血作用,主要用来减轻感冒时鼻塞、流涕、喷嚏等症状,但同时能使血压升高,并且作用持久。

(3) 镇咳药

分为中枢性和外周性镇咳药,前者直接抑制延脑咳嗽中枢,后者则通过抑制咳嗽反射弧中的感受器、传入神经、传出神经或效应器中任何一环节而发挥镇咳作用。右美沙芬是非依赖性中枢性镇咳药,作用与可待因相似,但无镇痛和催眠作用,一般治疗剂量不抑制呼吸,长期服用无成瘾性。可待因则是依赖性中枢性镇咳药,可用于各种原因所致的剧烈干咳和刺激性咳嗽。

(4) 含抗组胺成分的感冒药

如氯苯那敏、苯海拉明。这类药物通过阻断组胺 H1 受体抑制小血管扩张,降低血管通透性,消除或减轻打喷嚏和流涕等症状。其中第一代抗组胺药具有不同程度镇静、嗜睡作用,而第二代抗组胺药则不具备中枢镇静作用,也无抗胆碱的作用,不推荐在感冒治疗中使用。

56. 常用感冒药主要的不良反应有哪些?

一般来说,遵照医嘱或按照说明书服用正常剂量感冒药,不良反应很少见。感冒药常见的不良反应有以下几种。

(1) 含解热镇痛成分的感冒药

双氯酚酸属非甾体强效抗炎镇痛药,较为常见的不良反应是胃肠道反应(上腹部不适、胃肠出血或穿孔、转氨酶升高等)。氨基比林因易引起骨髓抑制以及能形成亚硝胺致癌物质,故单用制剂已淘汰,常用的多为复方制剂,但也可引起白细胞减少。布洛芬是非选择性 COX 抑制剂,是儿童最常使用的解热镇痛药物,不良反应与非甾体抗炎药相似,与阿司匹林有交叉过敏。

(2) 含减轻鼻腔充血成分的感冒药

麻黄碱对 α 受体和 β 受体均有激动作用,药理作用部分与肾上腺素相似,只是相对较弱,可兴奋心脏,使心肌收缩力加强,心率加快,心排出量增加,因此有心血管疾病患者不建议使用含有麻黄碱成分的感冒药。另外,伪麻黄碱对心脏也有一定的兴奋作用,可能会诱发冠心病。

(3) 镇咳药

可待因大剂量时明显抑制呼吸中枢,并可发生烦躁不安等中枢兴奋症状,可通过胎盘屏障和乳汁排出,故孕妇、哺乳期妇女和儿童均禁用。

(4) 含抗组胺成分的感冒药

氯苯那敏(扑尔敏)属第一代抗组胺药,中枢抑制作用较轻,但可诱发癫痫,故癫痫患者禁用。氯苯那敏易升高眼压,还可引起尿潴留等现象,所以青光眼、前列腺肥大者,应慎服含有氯苯那敏的感冒药,以防加重病情。苯海拉明则较氯苯那敏中枢抑制现象明显,故驾驶员或高空作业者工作期间禁用。

感冒药绝大多数不良反应会于停药后自行停止,一旦发生严重的不良反应要立即停药,及时到医院诊治。

57. 感冒药物可使用多长时间?

感冒是一种自愈性的疾病,临床亦无特效的抗病毒药物。如果只是普通感冒,以对症处理、缓解症状为主,疗程约为 3～5 天。感冒期间加强休息,适当补充水分,保持室内空气流通,避免继发细菌感染,感冒症状消失后应立即停药。

对于临床诊断或确诊为甲型流行性感冒患者,应及时给予神经氨酸酶抑制剂抗病毒治疗,一般疗程 7 天,重症可延长至 10 天。所有的感冒药都不宜长期服用。

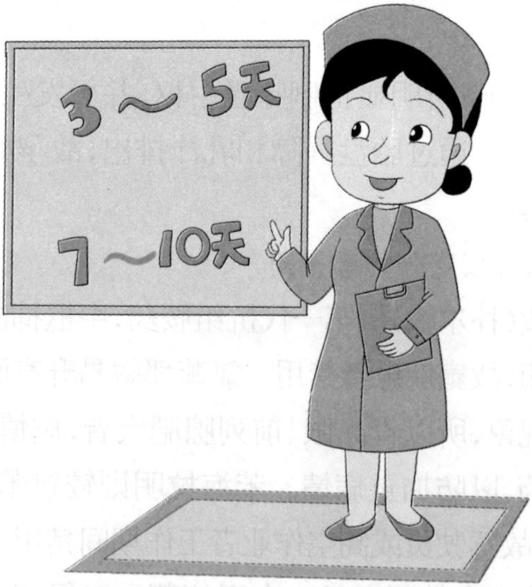

有些患者生怕药物有不良反应，一见病情好转就立即停药。其实，此时虽然表面上看，症状缓解了，但体内仍存留没有完全杀灭的细菌，这样可能会使细菌产生耐药性加重并发症。还有些患者感冒已经康复，还不放心而继续吃药，以为可以巩固治疗效果，这样的做法也是不科学的，相当于加大了用药的剂量，反而会引起毒副作用。一般应该在头痛、流涕、咳嗽症状完全消除，体温恢复正常时，停服感冒药。

58. 感冒为什么切忌叠加吃药?

大学生小杨这两天出现了感冒症状，有低热、流涕、咽痛和咳嗽。因为马上就要期中考试了，他赶紧去药房买了一些感冒药，西药和中成药都有，包括泰诺感冒胶囊、维C银翘片和止咳药水。他想几种药一起吃效果会更好，而且中成药也没有副作用，多吃点应该也没有问题。可是小杨服药后总是觉得头晕、嗜睡，胃口也差了。其实这主要是由于小杨叠加服用感冒药，加大了某些药物剂量造成的药物不良反应。减少用药后，小杨的不适反应都减轻了，而且很快感冒也好了。

感冒虽说不是大病，但严重感冒会使人很难受，像小杨一样，有些患者为了求得病情早日好转，就不遵医嘱或不按说明书，自行加大剂量服用。实际上，这样的做法不但不能使感冒病程缩短，还会加大药物副作用。

也有的人认为，治感冒中西药双管齐下效果会更好，所以吃完了百服宁又服几片维 C 银翘片。但维 C 银翘片其实是复方药,除了有银翘等中药成分,还与百服宁一样含有对乙酰氨基酚和马来酸氯苯那敏。

同时服用多种感冒药的患者可能有所不知,他所服用的几种感冒药虽按剂量服用,但总剂量却已超标。这是潜伏危害肝功能的重要因素。如某些治疗感冒的中成药含有咖啡因、对乙酰氨基酚等成分,若与成分类似的西药同时服用,会产生"叠加"副反应,对人体内脏的损害加倍。除了对肝脏损害,有的中西药物联用不妥当可导致胃溃疡复发、胃出血等。

为此,很多专家都建议,尽管感冒药很多是非处方药,服用相对比较安全,中药副作用相对较小,但是药三分毒,非处方药和中药同样不例外,缺乏用药知识的一般市民,服用非处方感冒药和中药感冒药,也应在医师或药师的指导下进行。同时,应认真阅读药品说明书,避开服用对自己有可能产生副作用的药物,以在最大程度上保证用药安全。

59. 急性支气管炎常用药物有哪些?

急性支气管炎常用药物有以下几种。

(1) 对乙酰氨基酚

① 用于解热连续用药不超过 3 天,用于止痛不超过 5 天;② 对阿司匹林过敏者慎用;③ 不能同时服用含有同样成分的药品及其他解热镇痛药(如某些复方抗感冒药);④ 肝、肾功能不

全者慎用;⑤ 孕妇及哺乳期妇女慎用;⑥ 不推荐 6 岁以下儿童使用。

(2) 抗菌药物

① 用药之前,要详细阅读说明书,了解该药物针对的病症有哪些,并了解可能会有哪些不良反应。如果服药过程中出现这些反应,便可引起重视,及时停药就医。② 严格按照医嘱服药,一般服用抗菌药物的周期以 7 天为一个疗程。7 天之后停止服药,去医院复查后,由医生决定是否继续服药。如果是一种以上抗菌药物并用,更要遵医嘱,患者自己不可以擅自同时服用。③ 正确存放药品,把药品放在阴凉干燥处,以免药品变质。

用药期间应密切观察用药效果。

(1) 抗菌药物使用疗程视不同病原体、病情严重程度而异,一般可于热退和主要呼吸道症状明显改善后 3～5 天停药。具体用药疗程应由医生判断掌握,患者不可因为症状好转就自行停药,或因为症状好转、减轻就自行换药,当然也不应为“巩固治疗”而自行延长服药时间。

(2) 如果患者之前用药后出现过皮疹、瘙痒、呕吐、腹泻和(或)肝肾功能损害等情况,应在就诊时告知医生,以便在选择药物时避开可能引起这些不良反应的药物,以防造成不必要的伤害。同时,在本次用药过程中,如果感到不适,要及时告诉医生。不适症状是否与药物有关,需要由医生作出专业判定,不要因为症状轻微、治疗效果较好,就自认为是其他原因而忽略。

一般用药 5～7 天后应至医院复查,咳嗽、咳痰、发热等症状持续不缓解或加重时应及时至医院再次就诊。

60. 急性支气管炎用药应注意哪些事项?

急性支气管炎防治方法是:患者应注意休息、保暖、多饮水、补充足够的热量。抗生素并无明显治疗效果,但如发热、脓性痰或剧烈咳嗽,则是应用抗生素的指征,可根据感染的病原体及药物敏感试验选择抗菌药物治疗。一般未能得到病原菌阳性结果前,可以选择青霉素类、头孢类和喹诺酮类等药物,也可应用能覆盖肺炎衣原体和肺炎支原体的抗生素,如红霉素、阿奇霉素等。多数患者口服抗菌药物即可,症状较重者可用静脉注射。咳嗽无痰,可适当应用镇咳药物,如右美沙芬、那可丁或可待因。痰多或较黏时,可应用祛痰制剂,如盐酸氨溴索、溴己新(必嗽平)等,也可雾化帮助祛痰。中成药中的止咳祛痰药也可选用。伴有喘鸣者可使用支气管扩张药,如 β_2 受体激动剂、茶碱等。发热可用解热镇咳药。

61. 支气管扩张症的治疗包括哪儿部分?

支气管扩张症的治疗包括以下部分。

(1) 一般性治疗

引流排痰和免疫治疗、呼吸训练及理疗,以改善生活质量及劳动能力。

支气管扩张症多发生在肺下垂部位，引流不畅。正常人排痰靠咳嗽，支气管扩张症患者支气管壁软骨及黏液清除机制已被破坏，咳嗽并不能把痰全咳出，X线检查见咳嗽的近端支气管完全萎陷，痰排不出，因此最好利用重力行体位引流，使周围的痰流至肺门较大支气管处再咳出。根据各支气管不同走向，摆好体位后深呼吸，10～15分钟后咳出痰来，一天施行数次，同时加胸部叩击等理疗方法。一天的痰量在30毫升以上的，早晚都要引流。

此外，还可以用有效咳嗽和翻身叩击的方法帮助患者排痰。

有效咳嗽：先呼吸5～6次，再深吸气张口，然后浅咳，将痰咳至咽部，再迅速将痰咳出。

翻身叩击：患者取坐位或侧位，帮助者五指并拢，手心稍凹，自背部胸壁外侧徐徐向内叩击，再自背部下端徐徐向上叩击；侧位者可反复翻转身叩击数遍，每天治疗3～4遍。

同时，应用祛痰药、支气管扩张药。

(2) 控制感染

根据症状、体征、痰性质和细菌培养的结果选用抗菌药物，用药要兼顾真菌和厌氧菌的感染。除口服及静脉给药外，还可雾化吸入或经纤维支气管镜滴入抗生素。

不发烧，咳嗽未加剧，只有黏痰，患者无明显不适的，不必用抗生素。如痰呈脓性(常在上呼吸道感染后)，用广谱抗生素，标准剂量最少1～2周，至痰转为黏液性。有黄绿色脓痰的，说明炎症进展，肺继续破坏，应积极用药，但要使痰转为黏液性不容易。如病情一向“稳定”，一旦恶化也需积极治疗。对经常有黏液脓痰的，用抗生素是否有效是个问题。抗生素的选择靠经验及患者治疗的反应，痰培养及药物敏感试验不完全可靠。急性感染如肺炎，组织充血，肺及血中抗生素浓度高，疗效好。

(3) 咯血处理

分为小量咯血和大量咯血。

① 小量咯血：针对病因进行治疗。痰中带血一般不必进行特殊治疗，可卧床休息，给予适量镇静、镇咳、止血药物，如地西泮、苯巴比妥、可待因、维生素 K 等。

② 大量咯血：使患者保持安静，必要时使用镇静药以消除患者的不安情绪；加强护理，采用侧卧位卧床休息，避免不必要的移动，嘱患者将血轻轻咳出，以防窒息，并暂时禁食，配血备用；大量咯血时一般不用镇咳剂，如果剧烈咳嗽妨碍止血，可在血咳出后使用可待因口服或皮下注射，或者选用右美沙芬口服；应用止血剂止血，首选垂体后叶素，对于持续咯血者，氨甲环酸、血凝酶、酚磺乙胺等促凝血药物酌情使用；大量咯血窒息的抢救应保持患者呼吸畅通，情况紧急时考虑插管或者气管切开，以及高流量吸氧、心肺复苏等治疗方法。

(4) 治疗引起支气管扩张症的并发症

并发症如鼻窦炎、齿龈炎和扁桃体炎等。

(5) 外科手术

反复发作的大量咯血，肺部感染经长期内科治疗效果不佳，病变不超过 2 个肺叶，无严重心、肺功能损害者，可考虑手术切除。

(6) 特殊原因

免疫缺陷、先天性遗传病所致支气管扩张症，如原来病因无法纠正，只有通过一般胸内科治疗。

支气管扩张症的治疗目的包括：明确、治疗潜在病因以阻止病情进展，维持或改善临床症状及肺功能，减少急性加重次数，改善患者生活质量。药物治疗是支气管扩张症的重要治疗方法。其中包括抗菌药物治疗和非抗菌药物治疗。支气管扩张症患者只有在急性加重并发症状恶化时才有应用抗菌治疗的指征。

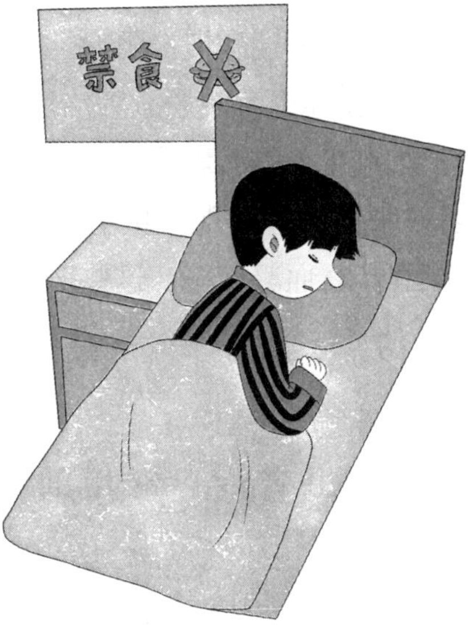

62. 支气管扩张症非抗菌药物治疗包括哪些方面?

支气管扩张症非抗菌药物治疗主要如下。

（1）黏液溶解剂

即常说的化痰药，如 N-乙酰半胱氨酸和氨溴索。这类药物可促进痰液排出，减轻由于痰栓导致的气道阻塞。

（2）支气管扩张药

支气管扩张症患者经常合并气道高反应性或气流阻塞，患者需根据肺功能检查结果及对支气管扩张药的治疗反应决定是否应用支气管扩张药。

（3）吸入型糖皮质激素

有些呼吸系统疾病如哮喘和慢性阻塞性肺疾病需使用激素治疗，但目前支气管扩张症患者使用激素治疗的证据不足，仅合并哮喘的支气管扩张症患者需激素治疗。

另外，支气管扩张症患者出现大量咯血时还会使用止血相关的药物，如垂体后叶素、血凝酶等。这些药物一般需入院后在医生指导下使用。

63. 支气管扩张症患者治疗常用的抗菌药物有哪些？

支气管扩张急性加重（痰量增加或浓痰，咳嗽加重，出现呼吸困难或呼吸困难加重，疲劳、乏力症状加重，或出现新症状）时应考虑使用抗菌药物治疗，仅有黏液脓性痰或痰培养为阳性并不是使用抗菌药物的指征。许多支气管扩张症患者频繁或长期使用抗菌药物，不仅治疗效果不佳，还会造成耐药菌的产生。支气管扩张症患者急性加重考虑使用抗菌药物治疗前应先留取痰培养或支气管镜灌洗液培养，在等待结果的同时开始经验性抗菌药物治疗。

急性加重期初始经验治疗可根据有无铜绿假单胞菌感染的危险因素及既往培养结果的不同而不同。铜绿假单胞菌感染的危险因素包括：① 近期住院；② 每年4次以上使用抗菌药物治疗或近3个月内使用抗菌药物治疗；③ 肺功能提示重度气流阻塞，即1秒钟用力呼气容积(FEV_1)<30%；④ 近2周每日均口服糖皮质激素(至少符合以上4条中的2条)。没有铜绿假单胞菌感染危险因素的患者可选用哌拉西林/舒巴坦、阿莫西林/克拉维酸、第二代头孢菌素、第三代头孢菌素、左氧氟沙星、莫西沙星等；有铜绿假单胞菌感染危险因素患者宜选用具有抗假单胞菌活性的β-内酰胺类抗菌药物(包括头孢他啶、哌拉西林/他唑巴坦、头孢哌酮/舒巴坦、亚胺培南、美罗培南等)，另外可单用或联合使用氨基糖苷类抗菌药物(包括妥布霉素、阿米卡星等)及喹诺酮类抗菌药物(包括左氧氟沙星、环丙沙星等)。根据痰培养或支气管镜检洗液培养结果、药敏结果及时调整抗菌药物治疗方案，选择敏感的抗菌药物。同时存在多种致病菌时应尽可能选择覆盖所有致病菌的抗菌药物。

许多患者自行频繁或长期使用抗菌药物治疗，不仅起不到治疗效果，还会增加耐药菌的产生。病情变化时，建议患者到医院就诊，由呼吸内科医生决定是否需要使用抗菌药物及指导抗菌药物的选择、用量、给药方式等。医生会根据经验及当地药敏检测结果选用抗菌药物，在痰培养及药敏结果回报后还会及时调整治疗方案,有的放矢,以减少耐药的产生。一般来讲,支气管扩张症急性加重患者抗菌药物治疗疗程为 14 天左右。根据疗效不同,医生可能会中途更换抗菌药物或适当调整治疗疗程。患者应与医生配合,不要自行缩短或延长抗菌药物的使用疗程。另外,建议支气管扩张症患者即使没有发生急性加重的情况也应定期进行微生物检查,评估支气管细菌定植状况,以便在急性加重痰培养结果阳性时更好地分辨是否需要抗菌药物治疗。

64. 流行性感冒用药需要注意哪些问题?

流行性感冒患者的用药一般分为对症药物和抗病毒药物两大类。对症药物一般都是常见药物,患者根据医生的意见服用即可。抗病毒药物在流感发病早期使用可以抑制病毒复发,减轻临床症状,并且能减少肺炎等并发症的发生。抗病毒药物必须严格遵医嘱使用。目前最有效的抗流感病毒药物应该是奥司他韦,即人们所熟悉的商品名达菲,用于成人和 1 岁及以上儿童的甲型和乙型流感治疗;也用于成人和 13 岁及以上青少年的甲型和乙型流感的预防。

达菲可以与食物同服或分开服用。但对一些患者,进食同时服药可提高药物的耐受性。流感的治疗最好在症状开始的第一天或第二天(理想状态为 36 小时内)开始。达菲用于成人和 13 岁及以上青少年的推荐口服剂量是每次 75 毫克,每日 2 次,共 5 天。不建议患者自行服用或者延长治疗时间,滥用达菲只会增加病毒的耐药性，为后续的抗病毒治疗带来困难。达菲不良反应发生概率最高的是恶心和呕吐，症状是一过性的，常在第一次服药时发生；也有腹痛、腹泻、呼吸系统和神经系统不适。其他的抗病毒药物如金刚烷胺或扎那米韦也有使用，但是都存在耐药性和不良反应的问题。因此，抗病毒流感药物不能乱用、滥用，以免产生不良后果。

65. 常用止咳药物有哪些主要的不良反应？

常用止咳药物的不良反应主要是消化道症状、对呼吸中枢的抑制或引起支气管痉挛。其中，可待因可引起恶心、呕吐、便秘、眩晕等不良反应，大剂量用药可明显抑制呼吸中枢，还可引起烦躁不安等中枢神经兴奋症状，长期用药还可成瘾。福尔可定的不良反应较少，儿童也容易耐受，偶见恶心、嗜睡等。右美沙芬偶有头晕、头痛、困倦、便秘、食欲不振、恶心、皮肤过敏等不良反应，因为属于中枢镇咳药，过量用药也会产生呼吸抑制。喷托维林偶有便秘、轻度头痛、头晕、口干、恶心和腹泻反应，青光眼及心功能不全伴有肺瘀血的患者慎用。右啡烷是右美沙芬的代谢产物，患者的耐受性好，不良反应较少。那可丁偶有恶心反应，大剂量使用可引起支气管痉挛。苯丙哌林偶有口干、乏力、头晕、嗜睡、食欲不振、胃部不适、药疹等不良反应。苯佐那酯可引起嗜睡、恶心、眩晕、胸部紧迫感和麻木感、皮疹等不良反应。

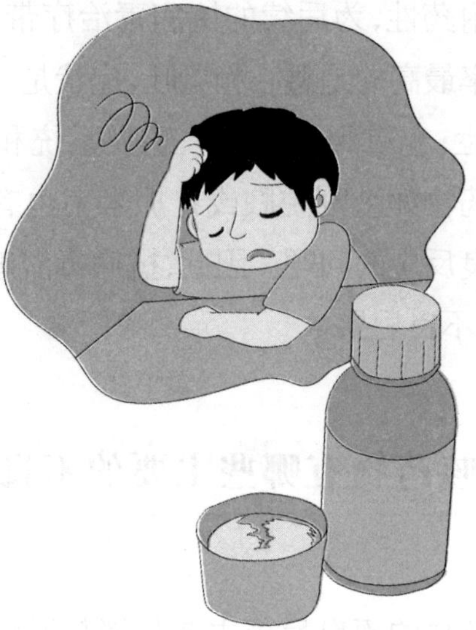

66. 什么情况下在止咳治疗的同时需要加用抗菌药物?

感冒初期的咳嗽大多数是病毒引起的，为避免耐药及控制药物滥用，无细菌感染依据者，不能以预防为目的而使用抗菌药物。当明确合并细菌感染时，如外周血象中白细胞总数、中性粒细胞数和/或C反应蛋白升高，伴有脓涕或咳黄脓痰、听力下降、耳部疼痛等症状，考虑有肺炎、鼻窦炎或中耳炎时，可在医生指导下加用抗菌药物。

如果不使用抗菌药物治疗而盲目使用镇咳药物镇咳，不但痰液不能排出，反而会加重病情，甚至引起窒息。但是，对于病毒、真菌等其他病原感染所致的咳嗽，抗菌药物治疗是没有意义的，反而容易延误病情，增加耐药菌株产生的机会。因此，咳嗽尤其是伴有发热、咳痰、胸痛等其他症状时，应该及时就诊，接受相应的检查，明确诊断，根据医生建议使用恰当的药物治疗。

67. 什么情况下在止咳治疗的同时需要加用抗过敏药物？

有过敏因素参与导致的咳嗽需要加用抗过敏药物。由于空气污染等原因，过敏因素引起的咳嗽越来越多见，如变应性鼻炎、支气管哮喘等。常用的抗过敏药物有马来酸氯苯那敏(扑尔敏)、氯雷他定(开瑞坦)、西替利嗪(仙特明)等。需要注意的是，只有过敏因素引起的咳嗽才能使用此类药物，且不能长期使用，因为此类药物易引起嗜睡、口干等，严重者还可诱发癫痫，需要注意力集中的工作者如司机等应尽量避免使用该类药物。

68. 祛痰药物可以联合使用吗？

目前临床应用的祛痰类药物主要指可以特异性改变黏液的黏弹性、并可促进其清除的促黏液活性药物，可分为以下几种。

(1) 恶心性和刺激性祛痰药

该类药物有高渗生理盐水、氯化铵、愈创甘油醚。它们通过刺激胃黏膜和肺迷走反射,促进支气管腺体分泌增加而使黏稠的痰液稀释,使之易于咳出。

(2) 降低黏液黏稠度的化痰药

该类药物有乙酰半胱氨酸、厄多司坦。它们主要作用于痰液中的黏性成分,使痰液中的黏多糖纤维裂解,痰液黏稠度降低,痰易于咳出。

(3) 黏液调节剂

该类药物以羧甲司坦为代表。它作用于气管和支气管的黏液细胞,使分泌物黏滞性降低,痰液变稀而易咯出。

(4) 黏液动力促进剂

该类药物以桃金娘油、支气管扩张药、氨溴索为代表。其机制为促进支气管黏膜上皮的黏液纤毛运转,促使分泌物排出体外。

有些咳嗽患者,为了早点止住咳嗽,采用增加药物剂量或者联合使用止咳药的方法,这样的做法可行吗?

如果正在服用的祛痰药疗效不佳,不能随意增加药物剂量,因为超过药品说明书规定的剂量,会造成负面叠加效应,可能产生药品不良反应。如服用恶心性祛痰药剂量过大,可引起呕吐;服用盐酸溴己新过量,可引起较严重的肝功能损害;服用乙酰半胱氨酸过量,可引起支气管痉挛。正确的做法是,根据医生的建议,重新按处方选择其他品种的祛痰药。

对于祛痰药联合用药,应该根据医嘱。如果重症患者单一用药祛痰效果不佳,医生会根据情况考虑联合使用不同种类的祛痰药物。但一般情况下,能单一用药就不联合用药,因为现在常见的祛痰药物对于轻症感染都可以达到较好的祛痰效果。

尽管祛痰药不是抗菌药物,没有耐药问题,但仍不宜盲目联合用药。同时服用多种祛痰药,可能因强烈刺激气道腺体分泌黏液而导致咳嗽加剧。因此,需要联合用药时,应使用不同作用机制的祛痰药物,切忌同一类型的药物联合使用。

虽然祛痰药物不良反应一般较少,但患者仍要遵医嘱,最好不要擅自用药,在用药之前最好咨询医生。有些患者认为中药副作用小,可以加量服用或与西药联合服用,实际上中药副作用小只是相对而言,也不能超量服用。有的中药复方制剂含有西药成分,与西药联合服用,很可能造成药物剂量叠加,引起不良后果。

69. 急性扁桃体炎常用治疗方法有哪几种?

急性扁桃体炎常用治疗方法有以下几种。

(1) 一般疗法

患者应充分休息,清淡饮食,可进流食,多饮水,加强营养及疏通大便。禁食辛辣、烧烤、油腻食物,戒烟戒酒。对于高热及吞咽困难妨碍进食者,适当补充液体及电解质,保持体内水质平衡。咽痛较剧或高热时,可口服解热镇痛药。休息处应湿润通风。因该病具有一定传染性,故患者最好能隔离或戴口罩。

(2) 抗菌药物治疗

抗菌药物治疗为主要治疗方法。对于病情轻者可给予青霉素(如阿莫西林)。如果病情较重或用青霉素后不缓解,可给予对革兰氏阳性球菌较为敏感的第二代头孢类抗菌药物治疗，并根据病情的轻重程度选择口服或静脉给药。若已发生局部并发症，如扁周脓肿，为防止脓肿扩大引起严重后果，可静脉给予第三代头孢类抗菌药物，同时合用甲硝唑或单独使用喹诺酮类抗菌药物治疗。

抗菌药物治疗时间一般为 5～7 天。当然，具体用药时间应该由医生根据病情来确定。

抗菌药物的应用已使急性扁桃体炎的并发症明显减少。

(3) 对症治疗

对于发热患者可给予物理降温治疗。高热者可给予非甾体类抗炎药(如对乙酰氨基酚、布洛芬等)，其还可在一定程度上缓解疼痛、消退炎症。醋酸氯己定溶液、复方硼砂溶液、1∶5 000 呋喃西林液漱口均有一定的止痛抗炎作用。特殊情况下可酌情使用糖皮质激素。

(4) 外科手术治疗

对于反复急性发作的扁桃体炎，每年 2～3 次以上，有扁桃体周围脓肿病史，其扁桃体实际上已经失去了应有的免疫功能，临床上称为慢性扁桃体炎。在这种情况下，应考虑摘除扁桃体，否则会引起肾炎、心肌炎、风湿热等全身性疾病。另外，长期低热，全身检查除扁桃体炎外无其他病变者；扁桃体过度肥大，妨碍呼吸、吞咽者；由于扁桃体炎而导致肾炎、风湿等患者，应在医生指导下择期手术。

急性扁桃体炎的患者一定要在医生的指导下规范用药治疗，不可随意自行用药，尤其是使用抗菌药物，因为乱用抗菌药物有可能引起严重的甚至是致命的药物不良反应。其中，青霉素休克是青霉素过敏最严重的状态，这种情况出现在对青霉素过敏或存在过敏体质的人中，是指在注射青霉素之后，出现严重的休克症状，表现为喘息、面色苍白、血压下降，严重时甚至导致死亡。因此，用抗菌药物前应向医生说明自己以往的用药史。而且，无论是哪一种抗菌药物，都可能引起休克等过敏反应。此外，抗菌药物还会引起胃肠道不适、恶心、头晕、肝脏损害等不良反应。

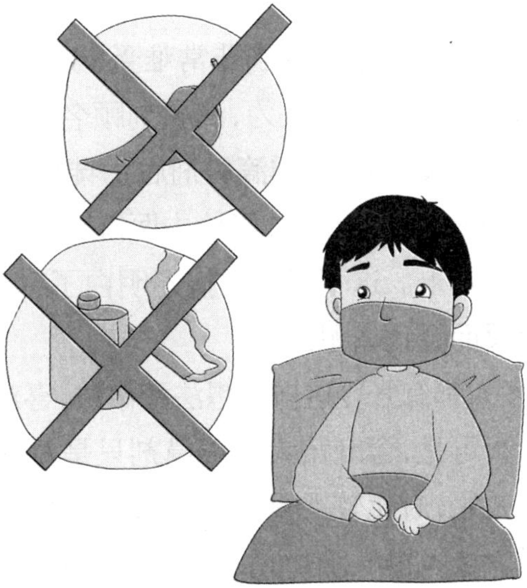

70. 鼻炎治疗如何综合用药?

对于影响生活质量且有过敏性鼻炎临床诊断的患者，口服二代抗组胺药如氯雷他定片为一线用药，作用时间长，能明显缓解鼻痒、喷嚏和流涕。在服药的同时,可以进行鼻腔冲洗:主要是用2%高渗盐和40%的生理盐水冲洗,可以减轻黏膜水肿,改善喷嚏、鼻塞症状。两者配合使用,对于鼻塞症状较为突出者效果更好。

71. 过敏性鼻炎为何慎用滴鼻剂?

患有过敏性鼻炎的张玲感到非常难受,于是她用家里的含麻黄素的滴鼻剂滴鼻。张玲认为,滴鼻剂顾名思义就是用来治疗鼻子疾病的。但没料到,使用滴鼻剂后,引起了心跳加快和焦躁不安的精神烦躁症状。于是,张玲去医院诊治,医生告诉她,问题就出在滴鼻剂上。这下张玲可搞不明白了:治疗鼻子疾病的滴鼻剂怎么反而会致病呢?

其实,很多人都有张玲这样的想法和做法,喜欢用滴鼻剂来缓解过敏症状。可是,含麻黄素的滴鼻剂只是对于初期的过敏性鼻炎治疗有效果,对比较严重的鼻炎过敏症状基本上没有显著的治疗效果。过多摄入滴鼻剂,会使滴鼻剂通过鼻腔流入食管,从而引起心跳加快、焦躁不安等精神烦躁症状。因此,过敏性鼻炎患者不要擅自使用滴鼻剂,更不能加大剂量和增加使用次数,以免带来不良反应。

另外,过敏性鼻炎患者也不要擅自使用抗生素。有人认为,抗生素是消炎"万能药",正好用来对付鼻子的炎症。但是,过敏性鼻炎只是过敏,而抗生素是用来对付细菌的,所以乱用抗生素对过敏性鼻炎无效，甚至可能导致疾病迁延不愈。只有在患者出现细菌感染，如高烧、鼻子有脓性分泌物时，才考虑使用抗生素，但仍需在医生指导下对症治疗。

72. 肺炎常用的治疗手段有哪些？

肺炎的治疗不仅仅依靠药物，更重要的是要和“养”相结合。首先是要有足够的休息时间和适当的营养。患者需要补充适当的液体和营养，以用于补充疾病对于机体的消耗。但营养的补充切忌过多，以免超过机体处理能力，进而造成内环境紊乱。

然后，在“养”的基础上，针对病因进行治疗。如果是由外来病原体引起的，则需要针对病原体进行治疗。在肺炎中，常见的是细菌性肺炎，如肺炎球菌，医生会根据具体情况选用青霉素族、头孢类等药物抗感染。对于不典型病原体（军团菌、肺炎支原体）导致的肺炎，医生可能会选用大环内酯类、喹诺酮类非抗菌药物治疗。而对于一些少见细菌、真菌、病毒的肺部感染，医生会针对病原体选用适当的药物治疗。由此可见，药物治疗肺炎讲究针对性，患者不能自行选用抗感染药物治疗，需根据医生的处方选用合适的药物。

同时，肺炎患者还应进行通畅的引流，就是尽可能地把气道内的痰咳出，从而有利于肺炎的治疗。感染引起的气道刺激会造成持续咳嗽并影响日常生活，因此适当使用止咳化痰药物也是需要的。止咳化痰药也不能擅自使用，应在医生的指导下合理使用。有的患者为了止咳而选用强力的中枢镇咳药，结果咳嗽缓解或止住了，却不利于排痰。

对病情严重、发生呼吸衰竭的患者，采用常规的药物治疗方法并不能解决问题，医生会采取抢救措施，包括无创机械通气、有创机械通气等呼吸机支持治疗。对于这些必要的措施，患者及其家属应予以支持和配合，别为了较昂贵的医疗费用或可能产生的临床风险而放弃治疗。重症患者只有在医患双方的共同努力下，才有可能使患者转危为安。

73. 肺炎常用的抗菌药物有哪几种?

临床上使用的抗菌药物种类繁多，并非所有的抗菌药物都有同样的疗效。抗菌药物的疗效，不能根据其价格高低作为衡量标准，应该按病情选择，否则会达不到预期疗效。

那么，肺炎患者如何选择合适的药物进行治疗呢？细菌感染的肺炎通常按照发病时患者所处的位置分为社区获得性肺炎和医院内获得性肺炎。社区获得性肺炎患者感染的病原体一般是肺炎链球菌、非典型病原体（包括支原体、衣原体和军团菌）、流感嗜血杆菌、金黄色葡萄球菌、肺炎克雷伯菌等，对抗菌药物敏感程度较高，一般第三代青霉素、第二代头孢霉素、喹诺酮类和大环内酯类可以较快控制病情。医院内获得性肺炎的病原体由于多以耐药菌为主，而且往往都是广泛耐药的细菌，很多普通的抗菌药物都没有效果，例如耐甲氧西林金黄色葡萄球菌、肺炎克雷伯菌、大肠杆菌、铜绿假单胞菌等。这些细菌都需要特殊类型的抗菌药物，包括亚胺培南、美罗培南、万古霉素、利奈唑胺等，即使使用第三代头孢类或第四代青霉素类抗菌药物，也要合并一些辅助的抗耐药抑制剂，例如头孢哌酮＋舒巴坦、哌拉西林＋他唑巴坦等。

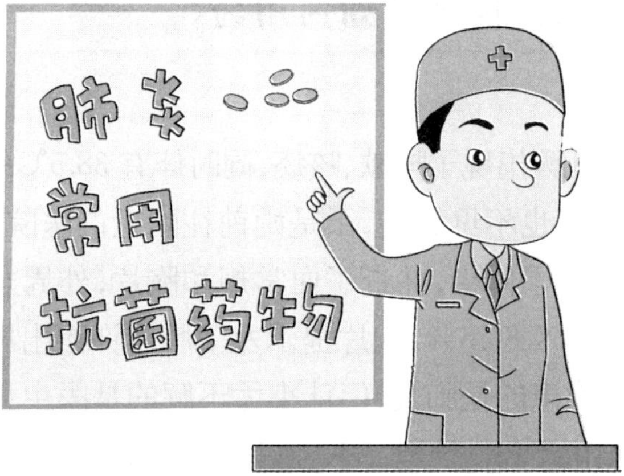

74. 患肺炎时如何使用止咳、化痰药物？

咳嗽是人们正常的防御反射，因此只要没有特别影响日常生活，不必刻意去控制咳嗽。抗感染的治疗中很重要的一点就是通畅引流，咳嗽就是要把气道里面肮脏的痰液分泌物主动清理掉，气道的廓清功能此时就至关重要，一些患者因为身体过于虚弱无法咳痰导致肺炎无法有效治愈。除了鼓励患者咳嗽之外，也常用药物适当减小痰的黏稠度，从而减小其咳出时的阻力，做到通畅排痰。常用的化痰药物包括盐酸氨溴索、乙酰半胱氨酸等黏液溶解剂，可以降低痰液黏稠度，使其容易排出。此外，标准桃金娘油等药物可以有效促进气道纤毛摆动，增强气道本身的廓清功能，从而达到化痰的目的。

75. 社区获得性肺炎如何用药？

小孟这几天出现了咳嗽、咳痰，同时伴有38.5℃的体温。吃了几天感冒药也不见好转，于是她前往附近的医院进行诊治。医生为小孟做了体检，并查了血常规和胸片，外周血白细胞为$11.0\times10^9/L$，N 80.5%，胸片提示左下肺少许渗出影。医生告诉小孟她这次患的是肺炎，但让小孟不解的是医生只开了些口服抗生素和化痰药物给她。小孟问医生："肺炎不是要挂盐水的吗？"医生向小孟解释了她所患的是社区获得性肺炎，目前症状较轻，并且小孟年纪轻且平时身体健康，可以口服药物治疗。在小孟之前就诊的另一位患者也是肺炎，但他是高龄老人，有糖尿病、心功能不全等基础疾病，这次胸片提示有两肺多发炎症，并且已经出现了轻度低氧血症。虽然都是社区获得性肺炎，但后者就需要静脉用药，并且需要住院治疗。

国内多项成人社区获得性肺炎流行病学调查结果显示：肺炎支原体和肺炎链球菌是最重要的致病菌，其他常见病原体包括流感嗜血杆菌、卡他莫拉司菌、肺炎衣原体、肺炎克雷伯菌及金黄色葡萄球菌。铜绿假单胞菌、鲍曼不动杆菌少见。治疗主要针对上述病原学特点。

(1) 首剂抗感染药物争取在诊断为社区获得性肺炎后尽早使用,最好是 4 小时内使用。

(2) 对于门诊轻症社区获得性肺炎患者,尽量使用生物利用度好的口服抗感染药物治疗。建议口服阿莫西林或阿莫西林/克拉维酸治疗;青年无基础疾病患者或考虑支原体、衣原体感染患者可口服多西环素/米诺环素;我国肺炎链球菌及肺炎支原体对大环内酯类药物耐药率高,在耐药率较低地区可用于经验性抗感染治疗;呼吸喹诺酮类可用于上述药物耐药率较高地区或药物过敏/不耐受患者的替代治疗。

(3) 对于需要住院的社区获得性肺炎患者,推荐单用 β-内酰胺类或联合多西环素、米诺环素/大环内酯类或单用呼吸喹诺酮类。

(4) 对于需要入住 ICU 的无基础病青壮年重症社区获得性肺炎患者,推荐青霉素类/酶抑制剂复合物、第三代头孢菌素、厄他培南联合大环内酯类或单用呼吸喹诺酮类静脉治疗,老年人或有基础病患者推荐联合用药。

(5) 对有误吸风险的肺炎患者应优先选择氨苄西林/舒巴坦、阿莫西林/克拉维酸、莫西沙星、碳青霉烯类等有抗厌氧菌活性的药物,或联合应用甲硝唑、克林霉素等。

(6) 年龄高于 65 岁或有基础疾病(如充血性心力衰竭、心脑血管疾病、慢性呼吸系统疾病、肾功能衰竭、糖尿病等)的住院肺炎患者,要考虑肠杆菌科细菌感染的可能。高风险患者经验性治疗可选择头孢霉素类、哌拉西林/他唑巴坦、头孢哌酮/舒巴坦或厄他培南等。

(7) 在流感流行季节，对怀疑流感病毒感染的肺炎患者，推荐进行流感病毒抗原或者核酸检查，并应积极应用神经氨酸酶抑制剂抗病毒治疗，不必等待流感病原检查结果，即使发病时间超过 48 小时也推荐应用。流感流行季节需注意流感继发细菌感染的可能，其中肺炎链球菌、金黄色葡萄球菌及流感嗜血杆菌较为常见。

(8) 抗感染治疗一般可于热退 2～3 天且主要呼吸道症状明显改善后停药，疗程应视病情严重程度、缓解速度、并发症以及不同病原体而定，不必以肺部阴影吸收程度作为停用抗菌药物的指征。通常轻、中度社区获得性肺炎患者疗程为 5～7 天，重症以及伴有肺外并发症患者可适当延长抗感染疗程。非典型病原体治疗反应较慢者疗程可延长至 10～14 天。金黄色葡萄球菌、铜绿假单胞菌、克雷伯菌属或厌氧菌等容易导致肺组织坏死，抗菌药物疗程可延长至 14～21 天。

一旦取得社区获得性肺炎病原学结果，可以参考体外药敏试验结果进行目标性治疗。

除了针对病原体的抗感染治疗外，还需要注意止咳、化痰、平喘、维持水电解质平衡、营养支持等辅助治疗。

76. 医院获得性肺炎如何用药？

医院获得性肺炎包括抗感染治疗、呼吸治疗（如吸氧和机械通气)、免疫治疗、支持治疗及痰液吸引等,其中以抗感染治疗最重要,医院获得性肺炎经验性抗生素选择及使用时机非常重要,早期对症治疗是治愈医院获得性肺炎的重要措施。如经验性抗生素选择不当,即使事后选择敏感抗生素也不能改变医院获得性肺炎预后。经验性抗生素的选择应遵循以下原则：应根据医院获得性肺炎严重程度、发病时机及危险因素选择适当抗生素以覆盖致病菌。经验性抗生素选择应以本地致病菌的耐药性情况为依据。

(1) 经验性治疗

① 轻、中症医院获得性肺炎常见病原体有肠杆菌科、流感嗜血杆菌、肺炎链球菌、甲氧西林敏感金黄色葡萄球菌(MSSA)等。抗菌药物一般选择第二、三代头孢菌素(不必包括具有抗假单胞菌活性者)、β-内酰胺类/β-内酰胺酶抑制剂。

② 重症医院获得性肺炎的常见病原体包括铜绿假单胞菌、耐甲氧西林金黄色葡萄球菌(MRSA)、不动杆菌、肠杆菌属、厌氧菌等。抗菌药物可选择喹诺酮类联合下列药物之一：ⓐ 抗假单胞菌β-内酰胺类,如头孢他啶、头孢哌酮、哌拉西林、替卡西林、美洛西林等;ⓑ 广谱β-内酰胺类/β-内酰胺酶抑制剂(替卡西林/克拉维酸、头孢哌酮/舒巴坦、哌拉西林/他唑巴坦);ⓒ 碳青霉烯类;ⓓ 必要时联合万古霉素(针对 MRSA);ⓔ 当估计真菌感染可能性大时应选用有效抗真菌药物。

(2) 针对病原微生物治疗

① 金黄色葡萄球菌(MSSA)首选苯唑西林或氯唑西林单用;也可用头孢唑啉、头孢呋辛、克林霉素、复方磺胺甲噁唑、氟

喹诺酮类替代。MRSA 首选(去甲)万古霉素。

② 肠杆菌科(大肠杆菌、克雷伯杆菌、变形杆菌、肠杆菌属等)首选第二、三代头孢菌素,替代药物有氟喹诺酮类、氨曲南、亚胺培南、β-内酰胺类/β-内酰胺酶抑制剂。

③ 流感嗜血杆菌首选第二、三代头孢菌素、新大环内酯类、复方磺胺甲噁唑、氟喹诺酮类,替代药物有β-内酰胺类/β-内酰胺酶抑制剂(氨苄西林/舒巴坦、阿莫西林/克拉维酸)。

④ 铜绿假单胞菌首选氨基糖苷类、抗假单胞菌β-内酰胺类(哌拉西林/他唑巴坦、替卡西林/克拉维酸、美洛西林、头孢他啶、头孢哌酮/舒巴坦)及氟喹诺酮类,替代药物有氨基糖苷类联合氨曲南、亚胺培南。

⑤ 不动杆菌首选亚胺培南或氟喹诺酮类联合阿米卡星或头孢他啶、头孢哌酮/舒巴坦。

⑥ 军团杆菌首选红霉素或联合利福平、环丙沙星、左氧氟沙星,替代药物有新大环内酯类联合利福平、多西环素联合利福平、氧氟沙星。

⑦ 厌氧菌首选青霉素联合甲硝唑、克林霉素、β-内酰胺类/β-内酰胺酶抑制剂,替代药物有替硝唑、氨苄西林、阿莫西林、头孢西丁。

⑧ 真菌首选氟康唑。两性霉素 B 抗菌谱最广,活性最强,但不良反应重,当感染严重或上述药物无效时可选用。

⑨ 巨细胞病毒首选更昔洛韦单用或联合静脉用免疫球蛋白、巨细胞病毒高免疫球蛋白。

⑩ 卡氏肺孢子虫首选复方磺胺甲噁唑。

（3）抗菌疗程

疗程长短取决于感染的病原体、严重程度、基础疾病及临床治疗反应等。一般建议疗程为：流感嗜血杆菌10～14天；肠杆菌科细菌、不动杆菌14～21天；铜绿假单胞菌21～28天；金黄色葡萄球菌21～28天，其中MRSA可适当延长疗程；卡氏肺孢子虫14～21天；军团菌、支原体及衣原体14～21天。

77. 病毒性肺炎如何用药？

76岁的康老伯前阶段在医院皮肤科住院治疗，诊断为大疱性类天疱疮，住院期间使用的主要治疗药物是泼尼松，经过一段时间治疗，皮疹逐渐好转。但是，3天前无明显诱因地出现了发热、呼吸困难的症状，体温为38.5℃左右，并且呼吸困难进行性加重，活动受限，咳嗽带白痰。经诊断，患者得的是病毒性肺炎。

病毒性肺炎是由多种病毒感染引起的支气管肺炎，多发生于冬春季节。临床表现一般较轻，主要症状为干咳、发热、呼吸困难、发绀和食欲减退，肺部体征较少，血白细胞计数正常或稍增高。胸部X线检查有斑片状炎症阴影，一般病程约1～2周。引起成人肺炎的常见病毒为甲型、乙型流感病毒、腺病毒、副流感病毒、呼吸道合胞病毒、冠状病毒等；免疫制剂宿主为疱疹病毒和麻疹病毒的易感者；骨髓移植和器官移植者易患巨细胞病毒和疱疹病毒性肺炎。患者可同时受一种以上病毒感染。呼吸道病毒可通过飞沫与直接接触的途径传染，并且传播迅速、传播面广。

病毒性肺炎治疗原则有以下两点。

(1) 一般治疗

保暖,卧床休息,保持呼吸道通畅,防止水、电解质和酸碱失衡,必要时氧疗。同时给予对症治疗,包括退热镇痛,祛痰平喘,治疗腹胀,纠正酸中毒,治疗心力衰竭以及呼吸衰竭,治疗中毒性脑病,抢救肺炎所致休克。

(2) 抗病毒药物治疗

根据病毒的种类选用相应有效的抗病毒药物,目前证实有效的病毒抑制药物有利巴韦林、阿昔洛韦、更昔洛韦、奥司他韦、阿糖腺苷、金刚烷胺等。板蓝根、黄芪、金银花、大青叶、连翘等中药也有一定的抗病毒作用。

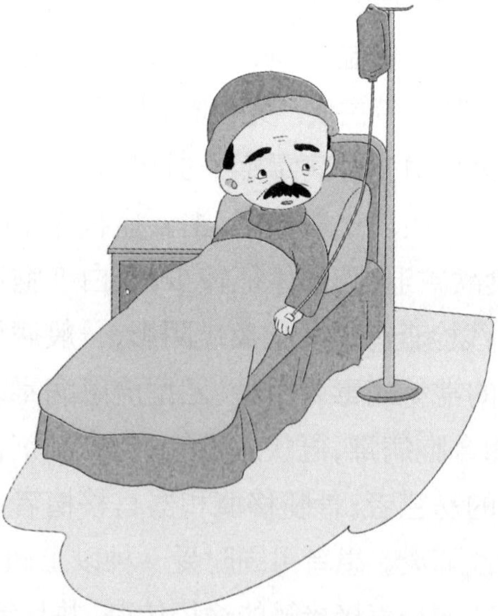

78. 治疗肺结核的药物有哪几种?

目前治疗肺结核的药物分类主要有以下几种。

(1) 抗生素类

代表药物是利福平,对结核杆菌有高度抗菌活性,对各种类型肺结核,包括初治及复治病例均有良好效果,是治疗肺结核病方案中主要药物之一。其他抗生素类药物包括链霉素、(丁胺)卡那霉素,但因其副作用大,耐药率高,近年已很少使用。

(2) 酰肼类

最常用的是异烟肼(雷米封),它是治疗结核病的首选药物,适用于各种类型的结核病。

(3) 氨基水杨酸及其衍生物

代表药物是对氨柳酸(PSA),它是抑菌药,常与异烟肼等合用,是治疗结核病的二线药物。

(4) 其他类

乙胺丁醇是人工合成抗结核药,对各型分枝杆菌具有高度抗菌活性,适用于各型肺结核及肺外结核,与利福平或异烟肼合用效果更为显著。吡嗪酰胺是烟酰胺衍生物,但易产生耐药,须与其他抗结核药同用。

新型可用于治疗肺结核的药物还包括喹诺酮类中的氧氟沙星、环丙沙星以及噁唑烷酮类中的利奈唑胺。

上述药物分别通过作用于结核杆菌的细胞壁、DNA、蛋白质及 RNA，从而起到杀灭或抑制结核杆菌的作用。

79. 治疗哮喘的药物有哪些？

哮喘本质上属于慢性炎症，是气道炎症＋平滑肌痉挛。哮喘患者的气道会产生炎症、水肿、黏液和血管通透性增加、平滑肌收缩及上皮脱落和受损等情况，进而出现咳嗽、胸闷、气急、喘息和咳痰等症状，有的患者表现为深夜或凌晨突然发作，因此一定要引起足够重视。

虽然早期的一些哮喘症状会在短期内自行消失或减弱，看似“不治而愈”，其实只是这些症状暂时被身体克服，并不是真正消失了，因此哮喘患者需要进行抗感染治疗。如果患者在早期总是不治疗，气道结构就会发生改变，气道壁变厚、气道变狭窄，如果等到这个时候才开始治疗，将影响药物治疗效果。所以，对于慢性哮喘的患者，一定要记住早期治疗、科学治疗的原则，使用一些有效的药物，及早控制哮喘的进展，提高生活质量。

目前临床常用治疗哮喘的药物包括糖皮质激素、β受体激动剂、茶碱类、抗胆碱类、白三烯受体拮抗剂等。

糖皮质激素有很强的抗炎作用与免疫抑制作用，是目前控制气道慢性炎症最基本、最有效的药物，可以全身用药，也可以局部吸入用药。其中吸入激素多为脂溶性，局部抗炎作用强，需用剂量小，药物进入血液循环后迅速在肝内灭活，故全身不良反应少，并且对 HAP 轴的抑制远较水溶性类皮质激素低，因此吸入型糖皮质激素是治疗哮喘的首选药物。常用的有二丙酸倍氯米松(必可酮)、布地奈德(普米克)、丙酸氟替卡松(辅舒酮)。

β肾上腺受体有两个亚型,哮喘患者使用选择性 β_2 受体激动剂。其中短效类常用药物有沙丁胺醇,它是高选择性强效 β_2 受体激动剂,能迅速缓解哮喘症状。特布他林的作用与沙丁胺醇相似但稍弱。短效类药物起效快,但药效持续时间较短,一般为4～6小时,往往需要重复给药。长效 β_2 受体激动剂作用持续时间则在10～12小时以上,同时具有一定抗炎作用,常用的有丙卡特罗、班布特罗、沙美特罗、福莫特罗。近年来临床多使用能增强疗效的复合吸入制剂(ICS＋LABA):舒利迭(丙酸氟替卡松/沙美特罗)、信必可(布地奈德/福莫特罗)。

茶碱类药物至今仍是国内比较常用的平喘药物,其基本结构是黄嘌呤。但其有效剂量与中毒剂量接近,治疗窗较窄,因此用药必须个体化。临床常用的有普通茶碱类制剂,包括氨茶碱、二羟丙茶碱、多索茶碱,另外还有茶碱缓释制剂、茶碱控释制剂和茶碱复方制剂。

抗胆碱药是胆碱受体的拮抗剂,与哮喘发病有关的主要是其中的M受体。常用的抗胆碱药多为吸入制剂,有溴化异丙托品(爱全乐)、噻托溴铵(思力华)以及复方异丙托溴铵(可必特)。

白三烯受体拮抗剂(LTRA)孟鲁司特(顺尔宁)是一种长效药物,能抑制哮喘患者体内白三烯的合成与释放。在最新全球哮喘防治倡议(GINA)指南中,它被认为可以减少中、重度哮喘患者吸入型糖皮质激素的剂量。

其他治疗哮喘的药物还有炎症细胞膜稳定剂、H1受体拮抗剂以及中药等,但一般仅作为辅助用药。

近年来,有关基因组学和表型的研究中,以奥马珠单抗为代表的靶向治疗有望给哮喘患者带来更多的个体化治疗方案。

中医认为,补肾益气方可有效干预慢性炎症性疾病。补肾是中医临床重要的治则,复旦大学附属华山医院沈自尹院士在20世纪60年代注意到现代医学全然不同的六种疾病,在疾病的某个阶段都有肾虚的症状,根据异病同治,采用相同的补肾药可提高疗效,特别是补肾法对哮喘防治有较好的疗效,尤其是对哮喘季节性发作的预防。如由仙灵脾、黄芪、生地等组成的补肾益气方药能有效干预哮喘等慢性炎症。

80. 哮喘患者可以停药吗?

通过医生的治疗,老王哮喘有了明显好转,症状消失,于是就自行停止服用药物。可没想到停药没多久,老王的哮喘重新发作。医生告诉老王,哮喘患者服药一定要遵医嘱,不能自行停药或减少药物剂量,否则会使病情反弹,这是因为大多数患者在开始治疗后的几天内症状就可以出现改善甚至消失,但气道炎症还存在,一般要在3～4个月之后才能获得充分肯定的疗效。即使哮喘患者在经过治疗后症状消失并且维持3个月以上未再发作,也是不可停药的。

那么,哮喘患者是否可以减少药物呢?

按照全球哮喘防治倡议(GINA),对于经过规范用药治疗、疗程达3个月、哮喘病情得到控制的患者,可对其进行“降级”治疗,若症状仍稳定,3个月后再次评估及“降级”,继续重复上述过程,通过定期到医院随访和阶段性减少用量的方式找到治疗所用的最小控制剂量。如果患者的哮喘症状在使用最小控制剂量的情况下能得到控制,并且1年内没有复发症状,可考虑停药。但这一过程必须在医生的严格指导下进行,以防止病情反复。具体减药过程因人而异,取决于患者的用药组合以及达到控制所需要的剂量,需要在和医生充分讨论潜在后果并且达成共识后再进行调整。

反之,如果按照某一级方案治疗后哮喘症状部分控制、未能控制或反而加重,在排除了环境导致哮喘的诱发因素未能控制或患者未规范用药等因素后,应及时“升级”治疗。如果在规律治疗过程中出现急性加重,经过大剂量 β_2 受体激动剂和全身应用糖皮质激素控制急性发作后,治疗级别通常仍可以恢复至原来用药水平进行维持治疗。但若是由于长期治疗不足所致逐渐失控引起的急性加重,则应该进行“升级”治疗。

对于大多数哮喘患者来说,需要终身服用药物,其原因是哮喘的本质是气道慢性非特异性炎症,经过抗感染治疗,症状会减轻或得到控制,但是一旦诱因出现会反复发作,无法根治。只有儿童例外,部分儿童哮喘患者到青春发育期时哮喘症状可以自行缓解或消失,可以不用药物,但其中约半数在几年、十几年或几十年后哮喘又再度复发。

81. $β_2$ 受体激动剂在哮喘治疗中有何作用，常用的有哪几种？

在哮喘的发作过程中，支气管平滑肌收缩导致支气管痉挛，是引起哮喘患者呼吸困难、胸闷、气促的主要原因之一。在支气管平滑肌上分布着一种肾上腺素受体——$β_2$ 受体。$β_2$ 受体激动剂通过兴奋支气管平滑肌的 $β_2$ 受体，产生舒张支气管平滑肌的作用，从而缓解哮喘症状。另外，哮喘发病过程中的一类重要炎症细胞——肥大细胞的表面也分布着 $β_2$ 受体。$β_2$ 受体激动剂与肥大细胞的 $β_2$ 受体相结合，通过一系列生化反应可产生稳定肥大细胞膜的作用，抑制肥大细胞释放炎症因子，从而达到一定程度的抗炎效果。

常用的 $β_2$ 受体激动剂按照平喘作用起效的快慢和作用维持时间的长短可分为以下 4 类：① 短效-速效 $β_2$ 受体激动剂，代表药物有沙丁胺醇气雾剂和特布他林气雾剂，主要适用于哮喘急性发作症状的控制；② 短效-迟效 $β_2$ 受体激动剂，代表药物有沙丁胺醇片（如舒喘灵片）和特布他林片（如博利康尼片），目前临床已较少使用；③ 长效-迟效 $β_2$ 受体激动剂，代表药物为沙美特罗，主要适用于夜间哮喘的防治；④ 长效-速效 $β_2$ 受体激动剂，代表药物为福莫特罗干粉吸入剂，既适用于夜间哮喘的防治，也适用于哮喘急性发作症状的控制。

82. 为什么不能长期单独使用 β_2 受体激动剂？

王阿姨有长期的哮喘病史，随身携带万托林（一种短效 β_2 受体激动剂），感觉胸闷不舒服的时候就拿出来喷两下。最近王阿姨觉得这个药物的效果没有以前好，喷完之后气急症状缓解不明显，或者缓解时间很短，需要频繁用药，但往往也不能达到满意的治疗效果。当医生建议她不要长期单独使用万托林，需要联合吸入激素时，王阿姨感到不理解，为什么之前效果挺好的万托林，现在反而变差了呢？

尽管 β_2 受体激动剂有很强的支气管扩张作用，平喘迅速，不良反应小，是缓解哮喘症状的首选用药，但是这种药物对于消除或缓解气道内的慢性炎症几乎无作用。更重要的是，长期使用 β_2 受体激动剂（尤其是短效 β_2 受体激动剂）可使支气管平滑肌 β_2 受体对 β_2 受体激动剂的反应性降低，出现 β_2 受体功能下调，气道反应性增高，产生耐药性，从而导致用药次数增多，缓解相同症状所需的剂量越来越大，不良反应越来越明显，尤其是心脏方面的不良反应，长期单独使用会有危险。β_2 受体激动剂还可兴奋骨骼肌慢收缩纤维，使其收缩加快，破坏快慢收缩纤维间的协调，长期使用易引起轻微手颤。

因此，β_2 受体激动剂应按需间歇使用，避免长期、单一使用。不过，也不能由于惧怕 β_2 受体激动剂耐药性而对使用该药过于恐慌。停用 β_2 受体激动剂 1 周后气道可恢复正常的敏感性。目

前提倡 β_2 受体激动剂联合糖皮质激素使用，可以避免 β_2 受体激动剂的耐受和危险的发生。

83. 服用氨茶碱为何千万不能超量？

刘先生患有哮喘病，经常会发作。或许是“久病成良医”之故，刘先生每当哮喘发病时，就会服用家中备用的氨茶碱药，效果良好。但是，前不久，刘先生服用了氨茶碱药后，见一时效果不甚明显，于是就加大了剂量。结果，没多久就发生大汗淋漓、剧烈呕吐的现象。好在当时刘先生神志还比较清醒，立即拨打了救护中心的电话。到医院后，经及时抢救，刘先生终于转危为安。诊断结果表明，刘先生是由于超量服用氨茶碱药后中毒。

呼吸科医生告诉刘先生，服用氨茶碱药不能擅自加大剂量，否则会产生药物中毒现象，甚至还有导致生命危险之虞。

哮喘是一种气道慢性炎症性疾病，可引起反复发作。由茶碱和乙二胺组成的氨茶碱是传统的止喘药，是临床上常用的治疗哮喘、慢性支气管炎的有效药物之一。氨茶碱的作用主要是松弛支气管平滑肌、缓解支气管痉挛，在解痉的同时还可减轻支气管黏膜的充血和水肿、促进排痰，是治疗阵发性和持续性呼吸困难性哮喘的首选药物。

氨茶碱药效虽好，但其有效剂量和中毒剂量非常接近，有时候很难把握。一般来说，氨茶碱血药浓度超过 1 毫克/ 100 毫升才会起效，但超过 2.5 毫克/ 100 毫升即可引起中毒。此外，剂量过大或静脉注射过快时，在半小时到1小时内即可出现中毒反应。氨茶碱中毒后会产生厌食、恶心、呕吐、烦躁不安、发热、出汗、头晕等现象，继而出现频繁剧烈的呕吐、腹痛、心悸、心律失常、脱水、血压骤然降低，亦可发生呕血、便血、血尿，严重者出现心力衰竭或惊厥、抽搐脑水肿而死亡。

因此，在服用氨茶碱时，千万不能"自说自话"，要严格按照医生的嘱咐和药品说明书上规定的剂量服用，对茶碱过敏者禁止使用；也不能与喹诺酮类、大环内酯类药物合用，以免导致体内氨茶碱过量造成危象。在服用氨茶碱期间，若出现呕吐、恶心、腹泻或头痛时，应立即停药。

84. 喘息不缓解时能连续多次吸入沙丁胺醇气雾剂吗？

沙丁胺醇气雾剂一般作为临时用药缓解症状，有哮喘发作预兆或哮喘发作时，喷雾吸入。每次吸入1～2喷，必要时可每隔4～8小时吸入一次，但24小时内最多不宜超过8喷。

沙丁胺醇为β_2受体激动剂，可以激动支气管平滑肌β_2受体，使支气管扩张以缓解症状。但它也可影响心脏、血管中存在的β_1受体，因此大量使用沙丁胺醇可能发生中毒反应，表现为胸痛、头晕、持续严重的头痛、严重高血压、恶心、呕吐、心悸、烦躁不安等。

由此可知，喘息不缓解不能连续多次吸入沙丁胺醇气雾剂。

若需要更大剂量的短效支气管扩张药，特别是短效吸入型 β_2 受体激动剂(万托林气雾剂)以缓解症状，表明不管是哮喘还是慢性阻塞性肺疾病病情出现变化。对于哮喘患者要考虑哮喘未控制，需升级治疗，加强抗感染治疗(如加大吸入型糖皮质激素的剂量或全身使用数天的糖皮质激素)，从而有效减少哮喘症状，降低因哮喘引起的病情加重、住院和死亡等方面的风险。对于慢性阻塞性肺疾病患者，如果喘息不缓解，使用短效气雾剂的次数增加，这时需要考虑是否为慢性阻塞性肺疾病急性加重。因此，如果出现使用短效支气管扩张药疗效下降或需使用比平时更大剂量时，应及时去医院就诊，重新评估患者的病情，及时调整治疗方案，以免耽误病情，导致疾病恶化。

85. 哮喘为什么要用吸入型糖皮质激素进行治疗，常用的有哪几种？

张先生有哮喘病史，平时单用 β_2 受体激动剂吸入治疗，症状明显时加用口服氨茶碱。但近期张先生的哮喘症状控制不理想，白天和晚上都有气急发作，以往的用药已经不能有效地缓解他的临床症状。在医生的建议下，张先生加用了布地奈德(一种吸入型糖皮质激素)，并且严格按照医嘱规范用药。经过两天，张先生明显感觉自己哮喘症状较前有所控制。哮喘的规范用药是根据患者临床症状的严重程度进行的分级治疗，其中很重要的一点是糖皮质激素与支气管扩张药的联合用药。

哮喘的病理基础是慢性非特异性炎症，以嗜酸性粒细胞气道黏膜的浸润为主。糖皮质激素是当前控制哮喘发作最有效的药物。糖皮质激素治疗哮喘的主要作用机制是：① 抑制炎症细胞在气道中的浸润，抑制炎症细胞的迁移和活化，抑制细胞因子的生成；② 抑制炎症介质的释放，增强平滑肌细胞 β_2 受体的反应性，减少气道内毛细血管渗出，抑制气道黏液腺分泌。其可分为吸入、口服和静脉用药。

吸入治疗是目前推荐长期抗感染治疗哮喘的最常用方法，主要用于常规维持治疗，可以减轻气道炎症，控制症状，降低病情加重和肺功能下降等未来风险。常用的吸入型糖皮质激素有倍氯米松、布地奈德、氟替卡松、莫米松等。通常需规范使用一周以上才能生效。吸入治疗药物全身不良反应少，少数患者可引起口咽念珠菌感染、声音嘶哑或呼吸道不适，一般采用吸药后用清水漱口可减轻局部反应和胃肠吸收。长期使用较大剂量（$>$1 000 μg / d）时应注意预防全身不良反应，如肾上腺皮质功能抑制、骨质疏松和肺炎的发生。为减少吸入大剂量糖皮质激素的不良反应，可联合长效 β 受体激动剂、控释茶碱或白三烯受体拮抗剂使用，减少吸入型糖皮质激素的量，以减少副反应。

根据哮喘病情，吸入剂量（倍氯米松或等效剂量其他皮质激素）一般为：轻度持续者 200～500 μg / d，中度持续者 500～1 000 μg / d，重度持续者$>$1 000 μg / d。对于使用低剂量糖皮质激素，但症状仍然持续和/或病情加重，可以考虑升级治疗。但需先检查一些常见问题，如吸入器是否正确使用、药物是否规范服用、是否持续接触过敏原和有其他并发症。对于成年人和青少年，优选糖皮质激素＋长效 β_2 受体激动剂(LABA)结合的升级治疗方案，对于 6～11 岁儿童，增加糖皮质激素剂量则优于糖皮质激素＋LABA 组合。

每日规范低剂量糖皮质激素的治疗方法，可以有效减少哮喘症状，降低因哮喘引起的病情加重、住院和死亡等方面的风险。

如果哮喘控制得好，并且能持续约 3 个月时间，可以考虑降级治疗，找到能控制症状和病情加重的适合患者的最低剂量治疗方案。医生应该为患者提供书面哮喘行动计划，密切检测并安排随访日程。

86. 糖皮质激素突然停药有哪些主要的不良反应?

吸入型糖皮质激素是长期治疗持续性哮喘的首选药物。但是，一提到糖皮质激素治疗哮喘，很多患者就心存疑虑，认为激素类药物会给身体带来副作用而拒绝使用。

还有的患者没能按照医嘱使用糖皮质激素，一旦病情稍微稳定就随意停药，这种做法是不可取的。要彻底治疗哮喘，即使是在缓解期也应按要求使用，若擅自停药，会导致哮喘反复发作，进而造成对肺功能的严重损害。因此，在一般情况下，哮喘缓解期应至少维持 2～3 年的治疗。

由于有的患者害怕药物副作用，在病情稍有好转的情况下，不遵医嘱，自行减少或停止激素治疗，这样的做法不但会导致病情反跳及迁延不愈，还会出现药物不良反应，严重者甚至最终导致尿毒症，需要靠透析维持生命。

糖皮质激素突然停药的主要不良反应有以下几种。

（1）撤药综合征

在撤药过程中，患者常诉严重乏力、关节肌肉酸痛、情绪低沉、不思饮食，甚至恶心、呕吐。这不一定是患者体内肾上腺皮质激素水平过低，而常常与患者对激素从高水平降至低水平不能适应有关。如出现此种情况，可加大激素用量，待症状消失后再逐渐减量。

（2）反跳现象

由于过快停药或减量太快，引起原有疾病病情加剧恶化。此时应加大糖皮质激素用量，其量应大于上次减量前的剂量，并加用非甾体类药物(如布洛芬、消炎痛等)，待病情控制后再慢慢减量，速度要比之前减量慢。

（3）肾上腺危象

长期用药尤其是连日给药的患者，减量过快或突然停药时，由于皮质激素的反馈性抑制脑垂体前叶对促肾上腺皮质激素(ACTH)的分泌，可引起肾上腺皮质萎缩和机能不全。

为了避免糖皮质激素突然停药出现的不良反应，患者应在医生的指导下逐渐减量使用，做到安全撤药。

至于吸入型糖皮质激素的副作用，只有极少数患者由于免疫力低下或使用不当导致局部症状，如口腔念珠菌感染等，但不会发生全身的副作用。

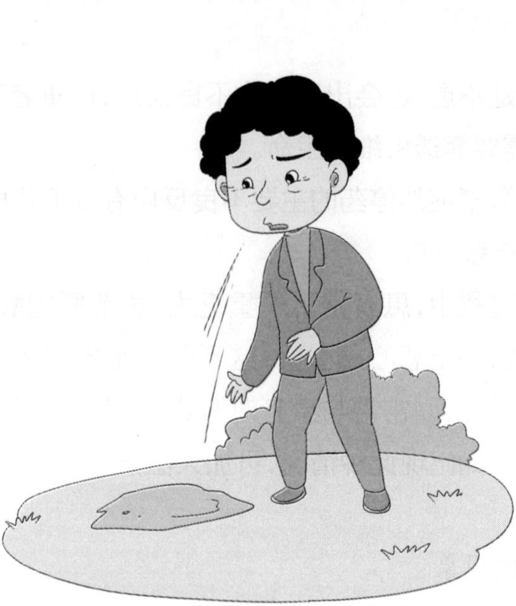

87. 慢性阻塞性肺疾病的常用治疗药物有哪些?

根据慢性阻塞性肺疾病诊治指南(2013 年修订版),慢性阻塞性肺疾病常用药物包括：支气管扩张药(包括 β_2 受体激动剂、胆碱能受体拮抗剂、茶碱类药物)、糖皮质激素、祛痰药、抗生素、抗氧化剂等。

慢性阻塞性肺疾病的治疗包括稳定期治疗和急性加重期治疗。

(1) 稳定期治疗用药

1) 支气管扩张药

支气管扩张药可松弛支气管平滑肌、扩张支气管、缓解气流受限，是控制慢性阻塞性肺疾病症状的主要治疗措施，包括短期按需应用以暂时缓解症状，以及长期规范应用以预防和减轻症状两类。

β_2受体激动剂：主要有沙丁胺醇和特布他林等，为短效定量雾化吸入剂，数分钟内起效，15～30分钟达到峰值，疗效持续4～5小时，建议24小时内不超过8～12喷，主要用于缓解症状，按需使用。福莫特罗为长效定量吸入剂，1～3分钟起效，作用持续12小时以上，每天2次。茚达特罗是一种新型长效β_2受体激动剂，该药起效快，支气管扩张作用长达24小时，每日1次可以明显改善肺功能和呼吸困难症状，提高生活质量，减少慢性阻塞性肺疾病急性加重。

抗胆碱药：是慢性阻塞性肺疾病常用的制剂，主要品种为异丙托溴铵气雾剂，雾化吸入，可阻断M胆碱受体，起效比沙丁胺醇慢，但其持续时间长，30～90分钟达最大效果，可维持6～8小时，每日3～4次，长期吸入可改善慢性阻塞性肺疾病患者的健康状况。

噻托溴铵：是长效抗胆碱药，作用长达24小时以上，每日1次，长期使用可改善呼吸困难、提高运动耐力和生活质量，也可减少急性加重频率。

茶碱类：可解除气道平滑肌痉挛，在治疗慢性阻塞性肺疾病中应用广泛。茶碱缓释或控释片，0.2克，早、晚各一次；氨茶碱，0.1克，每日3次。

除以上支气管扩张药外，尚有沙美特罗、福莫特罗等长效β_2受体激动剂，必要时可选用。

2) 祛痰药

对痰不易咳出者可应用。常用药物有盐酸氨溴索，30 毫克，每日 3 次；或用羧甲司坦 0.5 克，每日 3 次。

3) 磷酸二酯酶 4(PDE-4)抑制剂

PDE-4 抑制剂的主要作用是通过抑制细胞内环腺苷酸降解来减轻炎症。该类药物中罗氟司特已在某些国家被批准使用，尤其对于存在慢性支气管炎、重度至极重度慢性阻塞性肺疾病、既往有急性加重病史的患者效果较理想。罗氟司特的常见不良反应有：恶心、食欲下降、腹痛、腹泻、睡眠障碍和头痛，发生在治疗早期，可能具有可逆性，并随着治疗时间的延长而消失。对照研究结果显示，在罗氟司特治疗期间会出现不明原因的体重下降，因此建议在治疗期间监测体重，低体重患者避免使用，对有抑郁症状的患者也应谨慎使用。罗氟司特与茶碱不应同时应用。

(2) 急性加重期治疗

支气管扩张药的使用与稳定期相同。此外，根据病情予以下述处理。

① 有严重喘息症状者可给予较大剂量雾化吸入治疗。

② 给予控制性吸氧。

③ 住院患者当根据疾病严重程度和预计的病原菌更积极地给予抗生素，一般静脉滴注给药。

④ 对需住院治疗的急性加重期患者可考虑给予糖皮质激素，如口服泼尼松龙，也可静脉给予甲泼尼龙。

除了规范用药，还可采用运动疗法。

缩唇呼吸：吸气时，闭住口唇，用鼻吸气；呼气时，口呈吹口哨或吹笛状，吸呼时间比为 1∶2 或 1∶3。

腹式呼吸：一只手放在上中腹部，另一只手放在胸部半壁，闭住口，鼻腔缓缓吸气，腹部凸起，然后通过口缓慢地呼气，腹部凹入。

88. 慢性阻塞性肺疾病患者何时需要使用抗菌药物，常用的抗菌药物有哪些？

老马自从诊断为慢性阻塞性肺疾病后，在药物治疗方面格外注意。除了按照医嘱每天吸入糖皮质激素和支气管扩张药外，还备了一些口服广谱抗生素。但是在何时使用抗生素这个问题上，老马还是不太明白。一方面怕滥用抗生素产生副作用，另一方面又怕没有及时使用抗生素而使慢性阻塞性肺疾病病情加重。事实上，慢性阻塞性肺疾病患者的抗生素的使用，需要根据患者疾病的临床分期(稳定期或急性加重期)来决定是否使用抗感染治疗。

稳定期的慢性阻塞性肺疾病患者一般不需要应用抗菌药物。对于慢性阻塞性肺疾病急性加重的患者，由于多数急性加重的诱因为细菌感染，有必要进行抗感染治疗。慢性阻塞性肺疾病急性加重，并伴有发热、痰量增多或出现脓性痰，是应用抗菌药物的指征。

慢性阻塞性肺疾病急性加重时，病情变化快，有一定危险性，患者必须及时到医院诊治，切不可自行用药解决。医生会结合慢性阻塞性肺疾病急性加重常见的致病菌、当地的常见致病菌和耐药趋势以及患者病情的严重程度，分级选择慢性阻塞性肺疾病急性加重患者初始阶段抗菌药物。轻、中度慢性阻塞性肺疾病急性加重，通常主要致病菌为肺炎链球菌、流感嗜血杆菌及卡他莫拉菌，一般可选用青霉素、β-内酰胺类、大环内酯类及喹诺酮类抗菌药物等，且通常可以口服治疗。对于重度和极重度慢性阻塞性肺疾病急性加重，除上述细菌外，尚需考虑其他细菌感染，如肺炎克雷伯菌、肠杆菌属、铜绿假单胞菌等，需使用更强效的抗菌药物。对于初始治疗无效者，在经验用药之外，需要通过留取痰、血液做相应的检查，如痰培养、痰涂片找病菌，血常规等，病情复杂时甚至需要进行纤维支气管镜等检查，以积极寻找感染病原体并完成药敏试验，根据药敏结果调整抗菌药物治疗。

此外，慢性阻塞性肺疾病急性加重患者通常会应用激素及广谱抗菌药物，易继发深部真菌感染。因此对于这些患者，医生一方面会密切观察真菌感染的征象，必要时做真菌方面的检查，及时防治真菌感染；另一方面会尽量减少广谱抗菌药物及激素应用的时间，减少真菌感染的风险。

89. 慢性阻塞性肺疾病如何使用激素？

(1) 慢性阻塞性肺疾病急性加重期

慢性阻塞性肺疾病急性加重的最常见原因是气管、支气管感染，包括病毒、细菌感染，患者常常表现为呼吸困难加重、痰量增加和出现脓性痰，因此慢性阻塞性肺疾病急性加重期的主要治疗措施包括吸氧，使用抗菌药物、支气管扩张药和激素。

慢性阻塞性肺疾病患者急性加重期使用激素的主要给药途径为口服或静脉滴注，激素剂量要权衡疗效及安全性，建议口服泼尼松 30～40 毫克/天，连续服用 10～14 天后停药，对个别患者视情况逐渐减量停药；也可以静脉给予甲泼尼龙 40 毫克/天，3～5 天后改为口服，对于症状严重的患者，可适当增加剂量。

(2) 慢性阻塞性肺疾病稳定期

有部分慢性阻塞性肺疾病患者稳定期需要长期规律使用吸入激素(适用于 FEV1 占预计值低于 50%，且每年急性加重多于 2 次的慢性阻塞性肺疾病患者)，吸入激素应该联合长效 β_2 受体激动剂一起使用，它们联合应用较分别单用的效果好，可以相互增强对方受体的敏感性。目前已有沙美特罗替卡松粉吸入剂和布地奈德福莫特罗粉吸入剂两种联合制剂。FEV1 占预计值低于 50% 的患者规范吸入激素和长效 β_2 受体激动剂，能改善症状和肺功能，提高生活质量，减少急性加重频率。不推荐对慢性阻塞性肺疾病患者采用长期口服激素及单一吸入激素治疗。因为长期使用糖皮质激素可引起一系列不良反应，且严重程度与用药剂量及用药时间成正比，主要包括血压升高、类固醇型糖尿病或原有糖尿病加重、骨质疏松、诱发或加重各种感染、肥胖、皮肤变薄或出现紫纹等。在用药期间应提高对这些不良反应的警惕性，一旦出现，应及时调整用药，并采取相应的治疗措施。

慢性阻塞性肺疾病患者不管是稳定期还是急性加重期，都有多种药物可供选择，即使是同类药物之间也有药动学、药效学上的差异，因此具体选用什么药物请到医院呼吸科就诊，听从医生建议。

90. 慢性阻塞性肺疾病患者为什么要慎用镇咳药?

老王是慢性阻塞性肺疾病患者，每年冬春季节交替时容易发生咳嗽咳痰加重，常常影响日常生活和夜间休息。这次咳嗽症状加重后，老王在药店买了镇咳的糖浆，服用以后确实可以在几个小时里缓解咳嗽症状。但是为了持续镇咳，老王每隔几个小时就会服用一次镇咳药。数日后家人发现老王反应淡漠，并口唇发绀。立即送医后，经动脉血气检查发现老王存在明显的二氧化碳潴留和低氧血症。经过积极引流痰液、呼吸支持等治疗后，老王的意识逐渐转清。这次的病情变化很有可能是老王频繁服用镇咳药引起的。

慢性咳嗽、咳痰是慢性阻塞性肺疾病患者最常见、最主要的两大症状，很多患者为了减轻咳嗽症状，会去药店买一些镇咳药服用，但对于慢性阻塞性肺疾病患者来说，此举很可能加重病情，甚至会带来生命危险。

咳嗽、咳痰通常是慢性阻塞性肺疾病患者的首发症状，病情初期，咳嗽呈间歇性，晨间尤其明显，夜间或有阵咳或排痰。随着病情的发展，咳嗽、咳痰症状将愈发频繁，尤其在吸烟或接触粉尘后咳嗽将加剧。对于慢性阻塞性肺疾病患者来说，咳嗽可能会让人难受，严重的会影响休息，但它却是一种保护性的反射动作，它能清除呼吸道中的异物及分泌液，从而保持呼吸道的通畅和清洁。

慢性阻塞性肺疾病患者如服用镇咳药，不利于痰的引流，而痰中常有大量病原微生物，往往造成呼吸道感染不易控制。尤其要引起注意的是，痰液潴留于气道内，还会使呼气阻力增加，有时会诱发呼吸衰竭、肺性脑病，严重的甚至会造成昏迷。年老体弱的患者有时会因痰堵而窒息，如处理不及时就会危及生命。因此慢性阻塞性肺疾病患者应谨慎使用镇咳药。

慢性阻塞性肺疾病患者减轻咳嗽、咳痰症状应该从去除病因方面入手，如避免呼吸道感染、戒烟等。有吸烟史、常接触粉尘者都属于慢性阻塞性肺疾病的高危人群，在出现相关症状时要及时排查，以便及早发现。

91. 慢性阻塞性肺疾病需要长期用药吗？

张先生被诊断为慢性阻塞性肺疾病后，医生开具了一些吸入药物并嘱咐张先生长期用药。张先生使用了一段时间后，觉得气急症状有明显改善，于是自己停用了药物。之后不久张先生再次出现活动后气急加重症状，医生告诉张先生慢性阻塞性肺疾病需要长期用药，不可自行减药或停药。很多和张先生一样诊断为慢性阻塞性肺疾病的患者会有这样的疑问："难道我需要一辈子用药吗？"

原来,慢性阻塞性肺疾病是一种慢性疾病,患者在长期的患病过程中,症状可反复出现加重与缓解,一般需要长期用药。慢性阻塞性肺疾病稳定期的药物治疗包括支气管扩张药(常用的为抗胆碱能药物和长效 β_2 受体激动剂)、糖皮质激素、茶碱类药物,以及化痰药物。

对于稳定期的患者,可根据症状、肺功能及急性发作频率分为 A、B、C、D 四组。其中,A 组患者为低风险,少症状;B 组患者为低风险,多症状;C 组患者为高风险,少症状;D 组患者为高风险,多症状。除 A 组患者因症状轻微且急性加重风险较低,可以根据需要应用短效支气管扩张药外,其他几组患者需在医生指导下进行长期规范的药物治疗。规律的长期用药可减缓肺功能下降的速度,减缓慢性阻塞性肺疾病急性加重的速度。一部分患者规律用药后,肺功能指标可能没有明显好转,但症状可以有所改善,生活质量得到提高。

此外,对于稳定期慢性阻塞性肺疾病患者,不应该以是否出现咳嗽、咳痰和呼吸困难的症状作为是否用药的标准。因为有些患者尽管其出现呼吸系统症状的频率较少,但发生急性加重等的风险仍然较高,对于这些患者,仍需进行长期规范用药。慢性阻塞性肺疾病急性加重时,除以上用药外,还可能需要加用静脉用糖皮质激素、抗菌药物等,以去除急性加重的诱因,并抑制气道炎症。对于这些急性加重时的治疗,不需要长期维持,可在急性加重的症状缓解后及时停用。尤其对于静脉激素及抗菌药物,应及时减量并停药,避免长期使用激素及广谱抗菌药物带来的不良反应。

由于老年人各脏器功能减退，更易出现药物副作用及肝肾等功能损害，故老年人在用药期间要了解自己所用药物的治疗作用及副反应，与其他药物是否有叠加作用或拮抗作用，定期检查肝肾功能、血糖、电解质、血常规等。

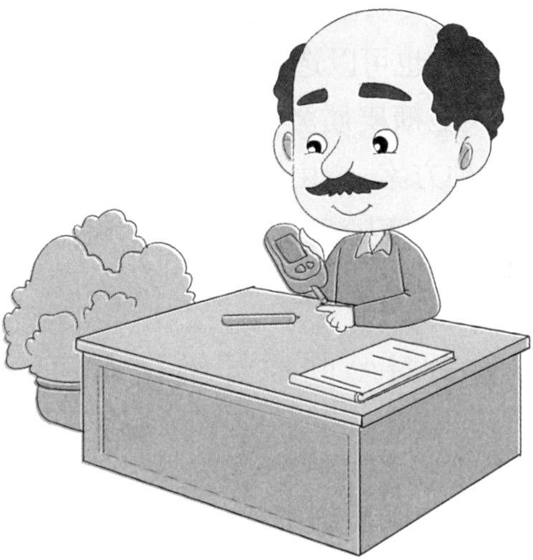

92. 慢性阻塞性肺疾病的多种药物联合治疗是怎样的？

慢性阻塞性肺疾病治疗常用的药物有很多种，如 β_2 受体激动剂、抗胆碱能药物、茶碱、糖皮质激素及化痰止咳药物等。不同种类的药物的作用机制不同，当这些药物以合理的方式联合应用时，有可能使药物的正向作用叠加，互相补充，并有可能减少不良反应。对于慢性阻塞性肺疾病的联合用药,应根据病情严重程度进行选择,并在随后的治疗过程中根据患者对药物的反应进一步调整。

目前对于慢性阻塞性肺疾病的患者,风险大的C组及D组患者,首选吸入型糖皮质激素联合长效 β_2 受体激动剂,或长效抗胆碱能药物单用;也可以选用长效抗胆碱能药物联合长效 β_2 受体激动剂、吸入型糖皮质激素联合长效 β_2 受体激动剂等方案。具体应用何种方案,应由医生根据患者的具体病情选择。患者则需要定期随诊,配合医生调整、修正用药方案。

93. 糖皮质激素对肺间质纤维化有何治疗作用?

糖皮质激素在肺间质纤维化的治疗中处于最为主要的地位,目前临床上治疗肺间质纤维化最为基础的方法是激素联合免疫抑制剂,但是并没有达成广泛的共识。而在糖皮质激素治疗肺间质纤维化近50年的临床经验中,仅有10%～30%的治疗可改善或稳定病情,对于大多数患者的病情改善及预后的影响并不完全明确。目前,临床上使用激素是连续使用3个月,第3个月客观评估病情变化(包括肺功能、胸部影像学)。如果有效,则缓慢减量,总疗程为1～2年;如果无效,则减量并在几周内停用。如果激素治疗有效,但在减量的过程中出现病情反复,则要再次增加剂量,或是增加免疫抑制剂。目前,临床上认为激素治疗有效的患者特点有:发病年龄轻,气急程度不重,肺功能损害较轻,影像学呈毛玻璃样而无蜂窝状改变,肺活检组织学上显示细胞渗出为主,支气管镜肺泡灌洗液中淋巴细胞比例增加。在实际中,很多患者虽然诊断为特发性肺间质纤维化,但是不能完全排除其他分型可能,而这些分型可能对激素有良好的反应,所以肺间质纤维化的患者只要没有明确的激素禁忌都应尝试糖皮质激素治疗 2～3 个月,如无疗效则停药,有效则继续治疗并缓慢减量。

需要特别强调的是,患者不能擅自停用糖皮质激素,因长期用药者减量过快或突然停药,可引起糖皮质激素停用综合征:下丘脑-垂体-肾上腺功能减退,停药后原来已被控制的疾病症状重新出现,糖皮质激素依赖综合征。因此,在长期糖皮质激素治疗后,应在医生指导下缓慢地逐渐减量,将每日服用数次改为晨服一次或隔日晨服一次的方法,并逐渐减少每次用药剂量。糖皮质激素是否可以使用及用药方案和疗程应该由医生制订,患者千万不可擅自使用。

一旦肺间质纤维化出现急性,患者更需及时到医院救治。

94. 治疗肺间质纤维化的其他药物有哪些?

治疗肺间质纤维化的药物有止咳、平喘、化痰等对症药物,以及原发病的免疫抑制剂(也叫做细胞毒药物)。

(1) 止咳药

常用的止咳药物有止咳糖浆等中药制剂,也有如含有可待因等的强力镇咳剂。相对来说,肺间质纤维化的患者咳嗽多为干咳,咳嗽程度不一定非常严重,一般的复方止咳制剂都是有效的。如果咳嗽剧烈,可以使用可待因或含有可待因的制剂,但长期使用这类药物会成瘾,因此必须控制使用。其他口服止咳药物如喷托维林、右美沙芬等,在医生的指导下也可以适当选用。

(2) 平喘药

平喘最常使用的是茶碱类药物,比如氨茶碱、多索茶碱、二羟丙茶碱等,但是这类药物有导致心慌、手抖的不良反应,如果不能耐受,需更换其他类似药物。

(3) 化痰药

肺间质纤维化的患者大多数干咳,通常情况下是无痰或有少量白痰,伴发感染后可有黄黏痰。常用的祛痰药物有盐酸氨溴索(沐舒坦等)、乙酰半胱氨酸,以及标准桃金娘油胶囊等。

(4) 细胞毒药物

此类药物种类非常多,使用方案、疗程应该在住院期间和(或)门诊时由医生决定。经常用于治疗肺间质纤维化的有以下几种。

环磷酰胺:目前认为,环磷酰胺对肺间质纤维化治疗的作用有限,但是在激素治疗无效或有较大不良反应的时候可以使用。

硫唑嘌呤:它虽然疗效较低,但是不良反应更小。目前,有的专家推荐小剂量激素联合硫唑嘌呤同时使用作为初始的治疗方案。年龄大于 70 岁,有糖尿病、骨质疏松、极度肥胖、精神病史、血压控制不佳的人可考虑此方案。

秋水仙碱：由于患者的特殊情况，不能使用激素和常规细胞毒药物者可试用此种药物。

95. 肺间质纤维化患者何时需要使用抗菌药物，常用的抗菌药物有哪些？

肺间质纤维化通常是不需要使用抗菌药物的，但出现感染或急性加重时则需使用抗菌药物。肺间质纤维化患者基础肺功能较差，一旦发生感染，可能出现肺功能急剧恶化，因此需要积极抗感染治疗。这类感染主要以细菌为主，常用的抗菌药物多为青霉素类，二、三代头孢，喹诺酮类。患者因为感染入院后，医生会进行相关的病原学检测，如血培养、痰培养等，这些培养的结果会提供病原体的信息，同时还可以进行药物敏感分析，指导选择针对性强的药物治疗，如果经验抗菌药物治疗好转不明显，则可以根据药敏结果进行调整。

如果发生了肺间质纤维化的急性加重，在治疗上医生会使用激素和免疫抑制剂。此时患者免疫力低下，处于感染的高危状态，因此往往也会使用抗菌药物抗感染治疗。这时使用的抗菌药物一般为广谱抗菌药物，多为广谱二、三代头孢类或喹诺酮类，如果病情严重，可能会将抗菌药物升级，必要时甚至会加用抗病毒、抗真菌、抗结核的药物。具体的用药时间及疗程需要临床医生根据患者病情加以调整。

96. 肺心病治疗如何用药?

慢性肺源性心脏病又称肺心病,是在慢性气道疾病、结构性肺疾病、肺间质纤维化等肺部疾病基础上发生的。长期反复发作的慢性气道疾病,如慢性阻塞性肺疾病,由于慢性支气管炎和肺气肿可累及邻近的肺小动脉,引起血管炎,腔壁增厚、管腔狭窄或纤维化,甚至完全闭塞,使肺血管阻力增加,产生肺动脉高压。

一般慢性气道疾病急性发作和肺部感染是肺心病心力衰竭加重的诱发因素,因此急性期治疗方法是: ① 积极控制感染,保持呼吸道引流通畅,选择合适的抗生素和化痰药;② 纠正缺氧和二氧化碳潴留,控制呼吸衰竭;③ 控制心力衰竭,使用利尿剂、正性肌力药、血管扩张药;④ 治疗并发症。

97. 肺心病用药应避免哪些误区?

李先生是长期慢性阻塞性肺疾病患者,后发展为肺心病,除了需要使用慢性阻塞性肺疾病常用的吸入药物外,还需要根据病情服用一些扩血管药物和利尿剂。最近李先生气急症状有所加重,双足背浮肿明显,严重时脚踝处也有浮肿。他记得以前住院的时候曾出现过类似情况,医生将他的利尿剂剂量加量后浮肿就好转了。所以这次李先生便自己把口服利尿剂的剂量加了上去，观察几天发现效果还可以，于是就按照这个剂量继续服用。一周后李先生出现了明显的四肢无力、心慌，到医院检查发现血钾低于正常值。出现低钾血症的原因，主要是由于李先生自行将利尿剂加量，但同时未随访电解质，按情况补充钾盐。所以，肺心病患者在用药过程中需要注意以下问题，避免药物的不良反应。

（1）滥用抗生素

肺心病患者待病情好转且稳定后应停用抗生素。若长期服用抗生素，或作为预防性用药，不仅会产生耐药性或发生其他病菌的感染，使病情继续发展、恶化，还会因大量使用抗生素破坏体内正常菌群的生态平衡，造成人体免疫力下降，诱发各种并发症，大大增加疾病治愈的难度。

（2）滥用止咳药

肺心病患者呼吸道上下都存有大量痰液，不论咳嗽轻重均不要单纯使用止咳药，更不能用可待因、阿片类的麻醉性镇咳剂，否则会因咳嗽停止将痰留于呼吸道内，加重呼吸道阻塞，这是肺心病加重的重要因素。一般应选用祛痰药，如氯化铵、碘化钾、痰咳净等。

（3）滥用利尿剂

肺心病伴有水肿时，常选用口服利尿剂治疗，但利尿不利于痰液稀释，会加重呼吸困难。利尿不当，还会使血液更加黏稠，从而导致血栓，如不注意补充钾盐，还会导致低血钾与电解质紊乱，所以，应用利尿剂应由医生按病情来指导用药，不宜自购利尿药滥用。

(4) 滥用安定药

安定药物等镇静药对呼吸中枢具有抑制作用。慢性肺心病患者即使用了常人能耐受的小剂量安定药也会使处于逐渐衰竭的呼吸中枢雪上加霜，使呼吸更趋衰竭，甚至呼吸停止，所以，患有肺心病、慢性肺气肿的患者千万不要随便服用安定、氯丙嗪等镇静安眠药来治疗烦躁不安、失眠症状，而应在医生的指导下监护使用。

(5) 滥用强心药

肺心病伴有心衰时，常需服用强心药，但强心药排泄缓慢，容易蓄积。强心药有治疗剂量与中毒剂量非常接近的特点，以及体质差异等多种因素，在临床上容易出现强心药中毒，甚至还会危及生命。因此一定要按规定时间、规定剂量服用。在服用

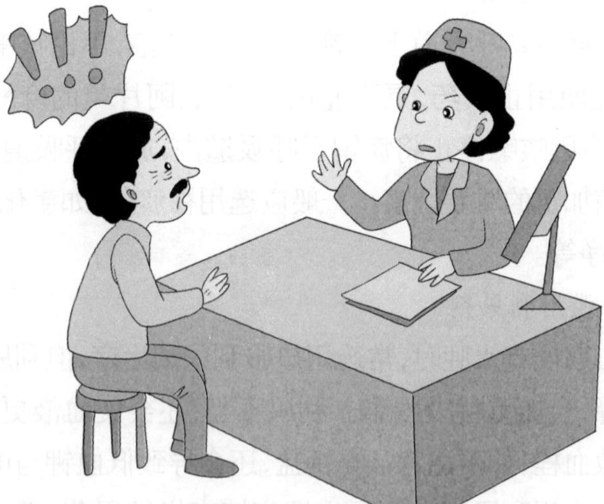

强心药时，还应注意补充氯化钾，这种药物虽然与心衰没有直接关系，但它对防止强心药中毒有一定的作用。若患者出现恶心、呕吐，视物呈黄色或绿色，脉搏不整齐或变慢，每分钟低于 60 次，则是洋地黄中毒的表现，此时应停药并请医生诊治。

98. 呼吸系统疾病常用中成药有哪几种？

中医认为，肺的病理变化有邪实和正虚之分，邪实则多由风寒、加热、痰湿、水积袭肺所致；正虚则分为气虚、阴虚、气阴两虚。肺之虚证多由实证转变而来，也有虚实错杂之候。

呼吸系统疾病常用中成药分为化痰药和止咳平喘药两类。其中因药性不同，化痰药又细分为燥湿化痰药、润燥化痰药、温化寒痰药、清化热痰药和化痰散结药；止咳平喘药又细分为散寒止咳药、清热止咳药、燥湿止咳药、润肺止咳药、泄热平喘药、化痰平喘药、补肺平喘药和纳气平喘药。

(1) 化痰药

① 燥湿化痰药："二陈丸"具有燥湿化痰、理气和胃之功效，用于痰湿停滞导致的咳嗽，症见咳嗽痰多、胸腕胀闷、恶心呕吐。

② 润燥化痰药："蜜炼川贝枇杷膏"具有清热润肺、化痰止咳之功效，用于肺燥之咳嗽、痰多、胸闷、咽喉痛痒、声音沙哑。

③ 温化寒痰药："桂龙咳喘宁胶囊"具有止咳化痰、降气平喘之功效，用于外感风寒、痰湿阻肺引起的咳嗽、气喘、痰涎壅盛等症，以及急、慢性支气管炎见上述证候者。

④ 清化热痰药："复方鲜竹沥液"具有清热化痰、止咳之功效，用于痰热咳嗽、痰黄黏稠。

⑤ 化痰散结药："小青龙冲剂"具有解表化饮、止咳平喘之功效，用于外感风寒、痰稀喘咳。

（2）止咳平喘药

① 散寒止咳药："镇咳宁胶囊（糖浆、口服液）"具有镇咳祛痰之功效，用于伤风咳嗽、支气管炎、哮喘。

② 清热止咳药："急支糖浆"具有清热化痰、宣肺止咳之功效，用于治疗急性支气管炎、感冒后咳嗽、慢性支气管炎急性发作等呼吸系统疾病。

③ 燥湿止咳药："橘红痰咳颗粒（煎膏、口服液）"具有理气祛痰、润肺止咳之功效，用于感冒或咽喉炎引起的痰多咳嗽、气喘。

④ 润肺止咳药："蛇胆川贝枇杷膏"具有润肺止咳、祛痰定喘之功效，用于燥邪犯肺引起的咳嗽咯痰、胸闷气喘、鼻燥、咽干喉痒等症。

⑤ 泄热平喘药："止咳平喘糖浆"具有清热宣肺、止咳平喘之功效，用于风热感冒引起的咳喘、气粗痰多、周身不适、咽痛。

⑥ 化痰平喘药："咳喘宁口服液"具有宣通肺气、止咳平喘之功效，用于久咳、痰喘见于痰热证候者，症见咳嗽频作、咯痰色黄、喘促胸闷。

⑦ 补肺平喘药："理气定喘丸"具有祛痰止咳、补肺定喘之功效，用于肺虚痰盛引起的咳嗽痰喘、胸膈满闷、心悸气短、口渴咽干。

⑧ 纳气平喘药:“金水宝胶囊”具有补益肺肾、秘精益气之功效,用于肺肾两虚、精气不足、久咳虚喘、神疲乏力、不寐健忘、腰膝酸软、月经不调、阳痿早泄,以及慢性支气管炎见上述证候者。

99. 哪些疾病需要长期家庭氧疗?

氧疗指各类缺氧的治疗。这种治疗方法大家并不陌生,对一些住院患者,医生常会采用氧疗的方法治疗疾病。其实,有些需要长期氧疗的患者,可以在家里进行氧疗。

长期家庭氧疗是指在家中利用高压氧气罐、制氧机等吸氧设备进行长时间吸氧,以纠正慢性缺氧的状况。家庭氧疗被认为是最能影响慢性阻塞性肺疾病预后的主要因素之一。新的氧疗技术的产生和氧疗方法的不断改进,不仅提高了氧疗效果,也给患者的使用带来了极大方便,在家也能与医院一样进行氧疗,减少了往返医院的环节,省时、省事又省钱。当然,家庭氧疗应听从医生指导,需要掌握注意事项,以免产生不良后果。

长期家庭氧疗适宜于一些慢性呼吸系统疾病和持续低氧血症的患者。其中,应用氧疗较广泛的是慢性阻塞性肺疾病引起慢性呼吸衰竭的患者。在休息状态下严重缺氧的患者若每天给予大于 15 小时的长期家庭氧疗,可以改善生存率。

慢性阻塞性肺疾病长期氧疗的益处有以下几点。

① 能纠正低氧血症,缓解肺功能恶化,帮助患者改善缺氧、

呼吸困难等症状。

② 帮助患者改善睡眠质量，增加运动耐力，提高生活质量，减轻身心负担。

③ 预防或延缓肺心病的发生和发展，有助于提高存活率和延长生存期。

④ 还可以降低患者红细胞增多症的发生率，延缓肺动脉高压的发生，并改善患者的精神状态。

但并不是所有慢性缺氧的患者都适合长期家庭氧疗，根据2013年《慢性阻塞性肺疾病诊治指南》，慢性阻塞性肺疾病患者进行家庭长期氧疗的具体指征包括：

① 患者动脉血氧分压不高于55 mmHg或外周血氧饱和度不高于88%，有或无高碳酸血症；

② 动脉血氧分压为55～60 mmHg或外周血氧饱和度低于89%，并有肺动脉高压、心力衰竭水肿或红细胞增多症。

需要强调的是，上述血氧分压和血氧饱和度都是在平常休息状况下测定的，并且需要在3周内进行重复测定予以确认，不能应用患者病情急性加重时的指标来进行判定，因为让短期内病情加重的患者马上开始昂贵的长期家庭氧疗是不合适的。

运动或睡眠时出现明显低氧血症的患者也适合进行长期家庭氧疗，其指征包括：

① 运动时动脉血氧分压不高于55 mmHg或动脉血氧饱和度不高于88%，伴有活动耐量的下降；

② 睡眠时动脉血氧分压低于55 mmHg或动脉血氧饱和度不高于88%，伴有肺动脉高压、白天嗜睡和心律失常等并发症。

除了慢性阻塞性肺疾病的患者以外，还有许多慢性肺部疾病也会引起慢性低氧血症，在这些患者中使用长期家庭氧疗能否获益还没有明确的证据，可以进行试验性使用。有呼吸困难但没有低氧血症的患者并不适合长期家庭氧疗。

慢性阻塞性肺疾病患者的血气分析结果通常表现氧分压降低和二氧化碳分压升高。二氧化碳分压升高又称为二氧化碳潴留，这种状态具有很大的危险性，可以导致人体出现酸中毒等多种代谢紊乱，严重时还会引起意识改变、昏迷等情况的发生。慢性阻塞性肺疾病患者吸入高浓度的氧，虽然可以改善缺氧状态，但会抑制大脑呼吸中枢，呼吸中枢会错误地认为人体需要的氧气已经足够了，从而减缓呼吸运动，导致体内源源不断产生的二氧化碳更加不容易排出体外，加重二氧化碳潴留。

鉴于上述原因，医生常建议慢性阻塞性肺疾病患者吸入低浓度的氧。吸氧方式采用鼻导管或文丘里面罩，其中鼻导管吸氧最为常用。因为储氧面罩吸入的氧浓度较高且不易控制，一般不予采用。吸氧流量一般不超过 2 升/分钟，保持动脉血氧饱和度为 88%～92%即可，不用维持太高。

但是，在某些情况下可吸入高浓度氧。在患者缺氧严重、低流量吸氧不能改善缺氧的情况下，如果患者不存在二氧化碳潴留，可以在面罩下吸入高浓度氧；如果存在二氧化碳潴留，可以在无创或有创呼吸机的帮助下吸入高浓度氧，甚至吸入纯氧。需要注意的是，吸氧仅是一种支持手段，如果引起缺氧的原发疾病得不到纠正，缺氧也不能从根本上得到解决，而且长时间吸入高浓度氧还可能产生氧中毒。对于部分特殊患者来说，单纯吸入高浓度氧也是不够的,还需要采用高压氧疗。我们平常都是生活在1个大气压(1个大气压=101 325帕)下,吸入氧气压力越高,血液中的氧含量就越高,反之亦然。在高原地区生活的人因为大气压低,血氧含量也低就是这个道理。高压氧疗适用于一氧化碳中毒、有机磷中毒、氰化物中毒及部分药物中毒的患者,也适用于休克、脑缺氧的治疗。治疗时,患者进入高压氧舱,在2～3个大气压下吸入纯氧。

100. 雾化吸入治疗有什么作用?

雾化吸入治疗主要指气溶胶吸入疗法。所谓气溶胶是指悬浮于空气中微小的固体或液体微粒。雾化吸入疗法是用雾化的装置将药物(溶液或粉末)分散成微小的雾滴或微粒,使其悬浮于气体中,并进入呼吸道及肺内,达到洁净气道、湿化气道、局部治疗(解痉、消炎、祛痰)的作用。通过物理和化学的疗法来稀释痰液,缓解支气管痉挛,起到预防和治疗呼吸道疾病的作用。

雾化吸入可以治疗多种呼吸道疾病,例如急性状态的咽炎、喉炎、气管炎,慢性状态的慢性咽炎、喉炎、气管炎、支气管炎、慢性阻塞性肺疾病、支气管扩张、支气管哮喘、慢性咳嗽等。目前临床较多应用在控制哮喘、慢性阻塞性肺疾病和支气管扩张症上,因为与口服、肌内注射、静脉用药相比,雾化吸入可以直接作用于靶器官,起效迅速、疗效好,全身不良反应少。

支气管扩张药的雾化剂,主要有速效的选择性 β_2 受体激动剂(SABA,如沙丁胺醇、特布他林)和短效的胆碱受体拮抗剂(SAMA,如异丙托溴铵),SABA 制剂的共同特点是起效迅速、维持时间短。

常用雾化吸入短效 SABA、SAMA 的作用时间及受体选择性如表 1 所示。

表 1 常用雾化吸入短效 SABA、SAMA 的特性

药 物	起效时间 / min	达峰时间 / h	持续作用时间 / h	β_2 受体选择性	M 受体选择性
特布他林	5～15	1.0	4～6	+++	−
沙丁胺醇	5～10	1.0～1.5	3～4	++	−
异丙托溴铵	15～30	1.0～1.5	4～6	−	+.0

吸入型糖皮质激素(ICS)是目前最常用的吸入性药物,国内已经上市的有布地奈德(BUD)。目前在哮喘急性发作期或症状

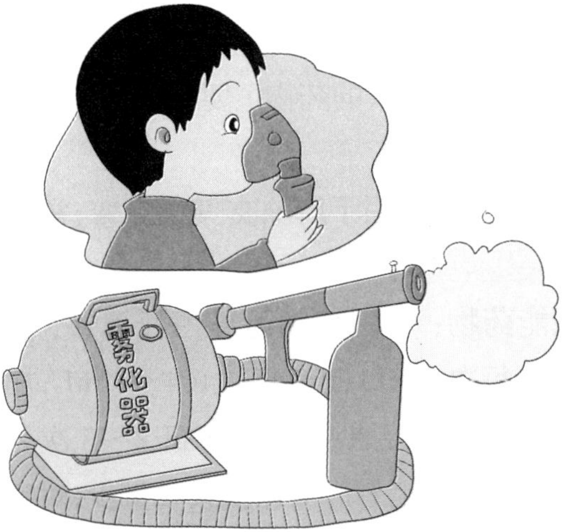

加重期、慢性阻塞性肺疾病急性加重期，雾化吸入支气管扩张药联合吸入型糖皮质激素可以替代或部分替代全身应用激素，减少全身用药引起的不良反应。

雾化吸入给药是最不需要患者刻意配合的吸入疗法，所以适合于任何年龄的患者。对于不管是儿童还是年老体弱者、吸气流速较低、疾病程度较重、使用干粉吸入器存在困难的患者来说，雾化吸入可能是更好的选择。

101. 目前常用的可供吸入的药物有哪几种？

并不是所有药物都可以进行雾化吸入。在临床上，根据不同疾病、不同的治疗目的，可选用不同的药物进行雾化吸入。可以进行雾化吸入的药物需要具备以下特点：对肺有较高的亲和力，在局部作用后能快速灭活，对全身的影响小。

目前常用的可供吸入的药物主要有以下几种。

(1) 支气管扩张药

支气管扩张药主要用于解除支气管痉挛，常用药物有以下几类。

① 胆碱能药物：常用药物为异丙托溴铵，水溶液浓度为0.025%。成人每次 2 mL，儿童每次 0.4～1 mL，加入等量生理盐水雾化吸入，也可直接原液吸入，每日 2～3 次。吸入剂量的10%～30%沉积在肺内，胃肠道黏膜吸收量少，对呼吸道平滑肌具有较高的选择性。吸入后10～30 分钟起效，1～2 小时作用达

到高峰，1 次吸入后作用可维持 6～8 小时。其主要用于慢性阻塞性肺疾病急性发作以及支气管哮喘急性发作时的治疗。

该药物的不良反应极小，但也有吸入后引起急性尿潴留的报道。因此，前列腺肥大、青光眼患者以及妊娠和哺乳期妇女慎用。

② β_2 受体激动剂：目前临床上常用的药物有沙丁胺醇。其水溶液浓度为 0.05%，雾化后形成直径为 2～4 μm的气溶胶颗粒，经吸入给药，10%～20%可达下呼吸道。常规使用剂量为 2 mL 药物加等量生理盐水雾化吸入。吸入后 5 分钟即可起效，15 分钟可达高峰，药效可维持 4～6 小时。其主要用于重症支气管哮喘发作以及慢性阻塞性肺疾病有明显支气管痉挛的患者。

由于此类药物对心脏和骨骼肌的 β 受体也有部分激动作用，所以部分患者吸入后会出现心悸和骨骼肌震颤。有器质性心脏病、高血压、甲亢的患者应慎用此类药物。对于青光眼、前列腺增生明显或存在尿潴留的患者，吸入可能会加重上述疾病的病情，因此使用时也应该谨慎。

(2) 糖皮质激素

常用药物有布地奈德，具有局部高效和全身安全的特点。药物浓度为 1 mg / 2 mL，每次使用 2 mL，每日 2～3 次。经气雾给出的药量中约 10%沉积在肺部，成人分布容积约 300 L，儿童为 3.1～4.8 L / kg，显示其具有较高的组织亲和力，可发挥强有力的局部抗炎作用，小剂量就能起到治疗作用。

雾化吸入布地奈德起效迅速，10～30 分钟即可发挥气道抗炎作用，适用于重症支气管哮喘急性发作的治疗，尤其适用于儿童哮喘患者。如果与抗胆碱能药物及(或)β_2 受体激动剂联合雾化吸入,治疗效果更佳。

应当注意的是,医师要叮嘱患者在雾化吸入后彻底漱口,以防止出现口腔、咽颊部黏膜念珠菌感染。

(3) 黏液溶解剂

α-糜蛋白酶虽能降低痰液黏稠度,使痰液稀释易排出,但长期雾化吸入会导致气道上皮鳞状化生,并可偶致过敏反应,目前已很少应用。

盐酸氨溴索可调节呼吸道上皮浆液与黏液的分泌;刺激肺泡Ⅱ型上皮细胞合成与分泌肺泡表面活性物质,维持肺泡的稳定;增加呼吸道上皮纤毛的摆动,使痰液易于咳出。其溶液浓度为 15 mg / mL。成人每次 2～4 mL,每日 2～3 次雾化吸入。

(4) 抗生素

研究表明,雾化吸入抗生素对呼吸系统感染有一定的治疗作用。间歇或短期预防性吸入抗生素可以有效降低上呼吸道革兰氏阴性菌的菌落形成率。目前,临床上抗生素的雾化吸入主要用于治疗重症患者合并革兰氏阴性菌感染的医院获得性肺炎。

需要注意的是,覆盖在呼吸道上皮的表层液体为等渗液,pH 为中性。吸入抗生素的渗透压过高或 pH 过低会引起咳嗽,甚至导致气道痉挛。

硫酸妥布霉素和头孢他啶的 pH 适于吸入给药,吸入的抗生素应溶于生理盐水中,浓度为 100 mg / mL。

(5) 联合用药

为了增强雾化吸入的效果,或缩短雾化吸入的时间,医师会把多种药物溶液或混悬液混合后让患者同时吸入。

抗胆碱能药物与 β_2 受体激动剂联合应用具有协同作用，扩张支气管的作用更强，具有起效迅速、作用持久的特点。临床上可以使用上述两种药物各 2 mL 进行雾化吸入。但将液体混合吸入时一定要注意各种药物的物理和化学特性及其相容性，是否存在配伍禁忌等。

一般来说，异丙托溴铵、沙丁胺醇、氨溴索、妥布霉素可以配伍。布地奈德可以与特布他林、沙丁胺醇、色甘酸钠、异丙托溴铵、非诺特罗、乙酰半胱氨酸配伍，但不推荐将异丙托溴铵与色甘酸钠配伍使用，因为两者混合后可生成类似于油脂、非晶体的配合物而出现沉淀。妥布霉素不能与布地奈德和色甘酸钠配伍。

102. 雾化吸入给药有哪些误区？

在临床上，将一些静脉用药如糖皮质激素、茶碱、庆大霉素等作为雾化吸入的药物使用是不可取的。

(1) 糖皮质激素

糖皮质激素的注射剂型如地塞米松经呼吸道局部雾化吸入时，产生的雾化颗粒较大，达不到 3～5 μm 的有效颗粒，因而药物只能沉积在大气道；由于其结构中无亲脂性基团，因而与糖皮质激素受体的亲和力较低，局部抗炎作用弱；其水溶性较大，与气道黏膜组织结合较少，肺内沉积率低，很难产生疗效。地塞米松需在肝脏转化后才起作用,因此很难在局部直接产生疗效;它是糖皮质激素的长效制剂,起效慢,全身作用广,副作用相对也大;它的生物半衰期较长,在体内容易蓄积,对丘脑下部-垂体-肾上腺轴的抑制作用也增强。

(2) 茶碱

茶碱虽然可以扩张支气管,但对气道上皮有刺激作用,故临床上不主张用于雾化吸入治疗。

(3) 庆大霉素

庆大霉素由于其分子中含多个羟基和碱性基团,属碱性、水溶性抗生素,在碱性环境中呈非解离状态,作用效果好。而脓痰的酸性和厌氧环境常影响氨基糖苷类的抗菌活性,故此类药物用于雾化吸入有一定局限性。

第三章
特殊人群及并发症药物治疗

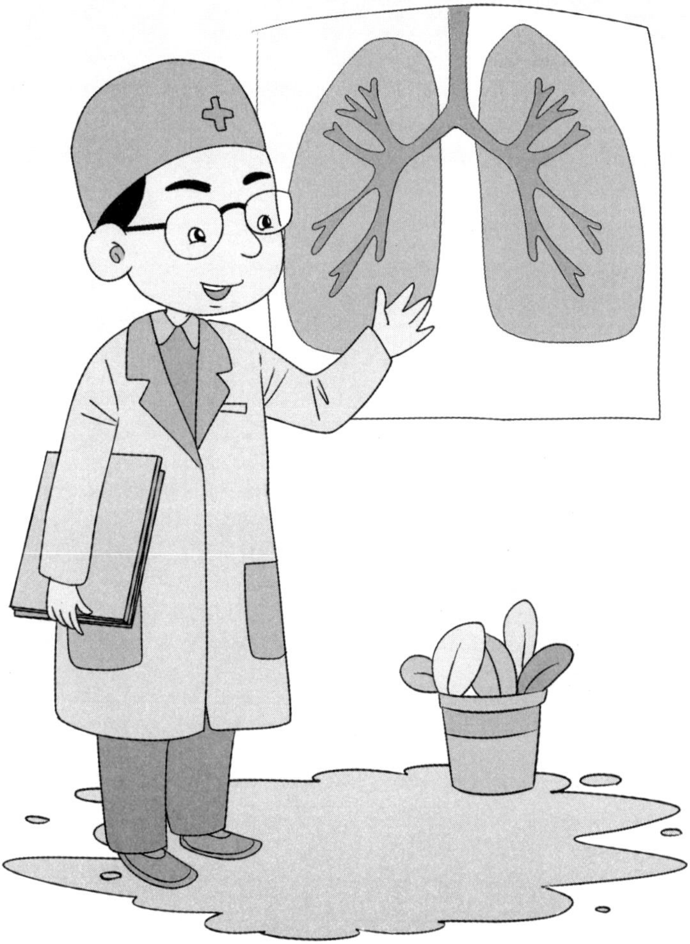

103. 老人如何预防呼吸系统疾病?

专家提醒,冬季气温变化比较大,导致感染呼吸道疾病的人数进一步增加,尤其是体质较差的老年人,染病之后一般都需要住院治疗。因此,针对呼吸道系统疾病的预防问题,专家给出了下面的建议。

(1) 保持空气湿度

气候干燥是呼吸道疾病高发的最主要原因之一,因此多喝水也是预防这类疾病的最简单、有效的方法。虽然天气很冷,但还是要注意定时开窗透气通风,以改善室内的空气质量,让空气流通。

(2) 规律生活

现代的不少人都存在饮食不健康、生活无规律的错误习惯,经常这样下去就会导致身体抵抗力降低,变天时流感、病原体猖獗,就很容易患病。因此,要注意养成早睡早起的好习惯,日常的饮食应多吃一些富含维生素、矿物质的食物,并且注意随着气温变化及时增减衣物。

(3) 注射流感疫苗

一些体质较弱的人群,像老人、儿童以及本身就患有慢性呼吸系统疾病者,每年在即将进入流感高发期之前的九月末十月初注射流感疫苗,可以有效地降低患病率。

(4) 慎用抗生素

感冒的人不要急着乱用药,特别是有些人在感冒之后,习惯性地用一些抗生素来抵抗。事实上,抗生素只对细菌感染的感冒有效果,而有些感冒患者可能是病毒感染引起的,这时候使用抗生素的话,是没有什么效果的。而且即使要使用抗生素,也一定要在医生的指导下服用,千万不要自行吃药。

除了以上需要注意的预防措施之外,加强体育锻炼、提高免疫力也是非常重要的。不过老人如果外出活动的话,一定要做好保暖工作,且活动一定要适量、适时,可以参加慢跑、快走、打太极拳等适合老年人的活动。

104. 常见的老年呼吸道感染有哪些?

与一般人群相比,老年人群更加容易罹患呼吸道感染,这是因为老年人的呼吸道黏膜逐渐老化,医学上称为退行性变化。冬季由于衣着较多,老年人行动不便,运动减弱,局部抗体减少,加上老年人呼吸肌衰弱,咳嗽无力,所以呼吸道经常因病原微生物侵袭而感染。

老年人易患的呼吸道感染性疾病主要有上呼吸道感染、支气管炎、肺炎等。

普通感冒和流行性感冒常称为上呼吸道感染,支气管炎和肺炎属于下呼吸道感染。由于老年呼吸道内的炎性物质不易清除,会造成呼吸道感染反复发作。

上呼吸道感染70%～80%由病毒引起,少数是细菌。一般在受凉、淋雨、过度疲劳后,因抵抗力下降,原已存在于上呼吸道或从外界传染的病毒或细菌可迅速繁殖，引起发病，尤其是老年人更易患病。

上呼吸道感染属常见病、多发病，易被人们忽视。但是，老年人发生上呼吸道感染后，很容易继发支气管炎、肺炎、急性肾炎、心肌炎或风湿热等并发症。

支气管炎有急性和慢性之分。急性支气管炎起病较快，开始为干咳，以后咳黏痰或脓性痰。常伴胸骨后闷胀或疼痛、发热等全身症状，多在3～5天内好转，但咳嗽、咳痰症状常持续2～3周才恢复。而慢性支气管炎则以长期、反复且逐渐加重的咳嗽为突出症状，伴有咳痰。咳痰症状与感染与否有关，时轻时重，还可伴有喘息，病程迁延。老年慢性支气管炎简称“老慢支”。老年人群容易患慢性支气管炎，主要原因有两个方面：一是随着老年人群年龄的增长，呼吸道局部防御及免疫能力降低，可为慢性支气管炎发病提供内在条件。而寒冷常是慢性支气管炎发作的重要诱因，尤其是在天气突然变冷时，很容易引起老年人上呼吸道感染，继而引起慢性支气管炎的发作；二是老年人自主神经功能失调，当呼吸道副交感神经反应增高时，对正常人不起作用的微弱刺激，即可引起老年人支气管收缩痉挛，分泌物增多，从而产生咳嗽、咳痰、气喘等症状。

老年肺炎是老年人的常见疾病之一。统计资料显示，老年肺炎占到肺炎总数的70%左右，老年肺炎是老年人死亡的重要原因之一。综合京津沪等多家医院的资料，75岁以上老年肺炎患者的病死率为50%～61%；在80岁以上老年患者中，老年肺炎为第一死因。绝大多数的老年肺炎是由感染所致，其中又以细菌为多见。由于老年人免疫水平的降低，因而对致病菌的防御能力大大减弱，细菌可在肺内立足、生长、繁殖发生感染，多数病变发展迅速，导致难治的严重肺炎。

105. 老慢支患者为什么不能随意用抗生素?

尽管春意融融，但是这春天的气候犹如孩儿脸，说变就变。前几天的最高气温高达 30℃，可北方的冷空气造访后，最高温度一下子跌到了 10℃左右。这可苦了患有老慢支的老年朋友，李大伯就是其中的一位。由于忽视了保暖，他的老慢支又发了，连续咳嗽、咳痰、气急。根据自己以往的经验，李大伯从家庭小药箱里找出抗生素服用。连续服用半个月后，老慢支的病情有所控制，但是李大伯感到肝区隐隐作痛，马上到医院就诊。经检查，原来是药物造成的肝损害。

老慢支是一种常见的呼吸道炎症，严重的可影响老年人的晚年生活。抗生素是老慢支急性加重期的一种常用药物，因此有的老年人会凭经验自己使用抗生素。但是，作为处方药的抗生素并不能随意使用。因为长期服用抗生素不但会产生耐药，还会引起副作用。

患者使用抗生素应在专业医生指导下根据药敏检测结果，有针对性地用药。如果使用某种抗生素疗效不好，很可能是治疗方案错误，也有可能是耐药。此时，应该调整用药或联合用药。医生会根据患者情况，配合使用祛痰平喘药及镇咳药，以改善咳嗽、痰多等症状。年老体弱的咳痰者或痰量较多者，应以祛痰为主，避免使用可待因等强镇咳药，因为后者会影响痰液排出，造成呼吸道阻塞，导致病情恶化。

由于抗生素有副作用，所以不能长期服用，一般不要超过 10 天。服用抗生素应遵医嘱，随意服用会造成肝肾损害、体内菌群失调、药物相互作用等副作用，有的副作用还十分严重。如抗生素引起的体内菌群失调，有可能使患者发生更为复杂的并发症，尤其像内脏之类的损害，病情往往非常严重，且难以控制，甚至危及生命。

老慢支重在预防。由于感冒是引起多种疾病的诱因，老慢支也不例外，因此，预防感冒很重要。同时，要保持乐观的情绪，避免紧张、焦虑、忧郁等不良因素的刺激，树立战胜疾病的信心，积极配合治疗，促进疾病的康复。

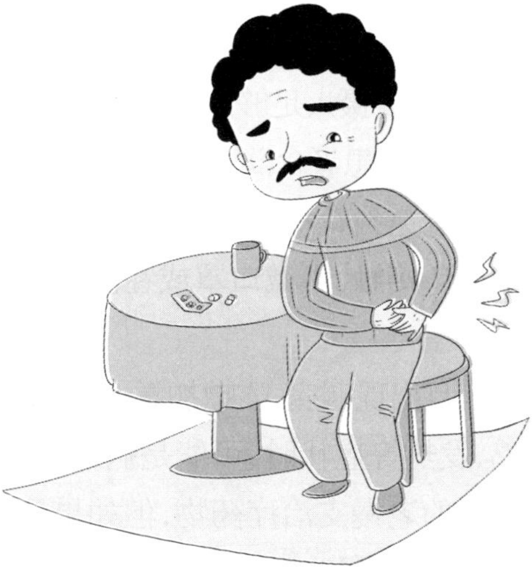

106. 老慢支早春防病须知有哪些?

早春的气温忽高忽低,是老慢支最容易发病的季节。这是由于早春时节气候多变,呼吸道传染病容易爆发流行所致,同时,一些老慢支患者也常因疏于保养而导致病情急性发作。

在乍暖还寒的季节,对老慢支患者来说,首先要做好的是保暖工作。中医认为,初春时分随着阳气回升,肾中阳气也会逐渐升发,而肾居腰府,阳气从此向全身散布,一旦有风寒入侵,阳气就会被困于下,使腰以下的血液循环受到阻碍,出现腰膝酸软、疼痛麻木等症。因此,初春时节不宜穿得过于单薄。更何况,“春捂秋冻”强调春天应该“捂一捂”。初春还是感冒流行时节,老慢支患者应尽量避免参加集体活动,以减少受感染的可能。

在生活饮食上,老慢支患者应多摄入蛋白质,以鱼、禽、蛋、瘦肉等优质蛋白为主;要摄入足够的维生素,特别是维生素 A 和维生素 C。另外,老慢支患者食欲和消化功能差,宜少食多餐。

花粉过敏者应避免到花粉多的地方活动,家中不要养花种草。如无法完全避免接触,可戴口罩或在医生指导下使用预防性抗过敏药。

老慢支患者一旦出现咽痛、咳嗽加重、痰量增多、咳黄脓痰、气急加重伴喘鸣、发热等症状时,可能是病情发作,可根据既往病史服用家里存放的老慢支治疗药物,但如果用药三天不缓解或症状特别严重时,应立即就医,以免贻误病情。

107. 老年肺气肿如何治疗？

老年肺气肿的治疗包括稳定期的管理与加重期的治疗两个方面。

（1）稳定期的管理

稳定期管理的重点是康复治疗，其目的是提高患者的生活质量，减少急性发作次数和延长生存期。

（2）加重期的治疗

① 控制呼吸道感染：肺气肿合并轻、中度呼吸道感染的病原菌多为肺炎球菌、嗜血流感杆菌、卡他布拉汉菌和金黄葡萄球菌，重症常以G杆菌为主。一旦发生感染，应早期、足量使用敏感的抗生素，疗程也需适当延长。轻、中度呼吸道感染多以口服抗生素为主，疗程一般为5～10天。重度呼吸道感染以静脉给予抗生素为主。

老年人的肾功能随年龄增加而明显减退，故主要经肾排泄或明显肾毒性的抗生素，如氨基糖苷类等，应慎用，必须要用时应适当减量。

② 祛痰：临床上通常应用的药物是祛痰药和黏液溶解药。雾化吸入也可以使呼吸道分泌物稀释，使痰液易于咳出。

③ 解痉平喘：老年肺气肿患者经常合并有慢性支气管炎，它们所引起的气流阻塞是进行性的，可能伴有气道高反应性，部分表现是可逆的。使用解痉平喘药可以改善气流阻塞。临床常

用的解痉平喘药为 β_2 肾上腺素能受体激动药、抗胆碱能药、茶碱类及皮质激素。

温馨提示：肺气肿严重时，患者会胸闷、喘不上气，对老年人来说，这是很危险的。所以说，作为子女，一定要关注父母的身体健康状况，发现有问题，就赶紧到正规专业的医院检查、治疗。

108. 天凉时为什么要当心儿童患胃肠型感冒？

在季节转凉的时候，不少婴幼儿容易患胃肠型感冒，出现呕吐、腹泻、发烧等症状。当孩子出现胃肠型感冒时，有的家长不是手忙脚乱送孩子上医院，就是自己用抗生素给孩子服用，或者给孩子服用胃肠治疗药物。其实，这样的自我药疗方法是不正确的。不经诊断乱服药，只会延误病情。

对于胃肠型感冒，家长应以预防为主。为了预防孩子感冒，当天气转凉的时候，家长应该适时给孩子添加衣服，避免着凉；保持居室空气流畅，少去人多拥挤的公共场所，以防染上感冒；多喝水，最好不要食用冷藏的饮品；多吃新鲜的蔬菜水果；多吃容易消化的食物。

一旦孩子患上感冒，家长应该注意让孩子有充分的休息时间，减少户外活动，增加睡眠时间。当孩子发烧 38℃时，家长应尽量采取物理降温法，用冷毛巾敷在孩子的前额上，也可以用温水浴降温。患病时应吃一些清淡易消化的半流食或流食，如米汤、粥、面条等,并注意补充水分。

由于感冒多由病毒引起,因此治疗上以抗病毒为主,不能滥用抗生素,使用不当反而会导致肠道正常菌群紊乱,加重病情,加重胃肠道的症状,延长病程。最常用的中成药是藿香正气口服液(胶囊),它是燥湿运脾、行气和胃之良药,对于霍乱吐泻、恶寒发热、头痛、脘腹疼痛等疗效较确切。可根据病情酌情使用清热解毒药,如板蓝根冲剂、双黄连等。但是,当发烧超过 38℃时,应及早送医院。

109. 儿童过敏性鼻炎是否可以治愈?

张奶奶带着 2 岁的小孙子到花园里玩耍,没想到小孙子患上了过敏性鼻炎,医生说是花粉过敏的缘故。那么,儿童过敏性鼻炎是否可以治愈? 如何治疗?

张奶奶想到了家里的成人患过敏性鼻炎时采用鼻冲洗治疗方法,不知小孩是否能行? 其实,任何年龄阶段都可以使用布地奈德冲洗鼻子,只不过所用剂量有所不同。与地塞米松不同,布地奈德可以吸入。年龄稍大的孩子是 1 支 10 mL 盐水加 2 mL 布地奈德混悬液。3 岁内儿童建议用半支布地奈德(1 mL),视病情可开始用 1 支,2～3天后减量到半支。由于需要冲洗,生理盐水总量不变。进行鼻冲洗治疗时,不能同时用鼻喷激素。关于疗程,如果患者不是很严重,只是流涕可用 1 周,鼻窦炎可以用 2～3 周。症状明显改善后,可以继续用生理盐水冲洗,同时加用鼻喷激素。必须提醒的是，家长应先带孩子去医院检查，确诊后严遵医嘱进行治疗。

过敏性鼻炎属于过敏性疾病。所用治疗方法，除了免疫治疗外，都是对症治疗。如果只是对螨虫过敏，可用脱敏治疗。过敏性疾病大多是环境致病，如果换环境可能会有所改善。当然，鼻炎还会和心理、内分泌、环境污染等因素有关。

110. 儿童如何正确使用激素类鼻喷剂?

鼻窦炎等是儿童常见的鼻腔内疾病，使用激素类鼻喷剂是治疗的重要手段之一。鼻喷剂使用的方法正确与否不仅直接影响到疗效，而且与减少副作用也密切相关。

激素类鼻喷剂常见种类有：丙酸氟替卡松（辅舒良）、布地奈德（雷诺考特）、康酸莫米松（内舒拿）等，此类药物最好早晨使用。因研究显示宝宝体内自身分泌激素主要在下半夜，凌晨4点达高峰，激素分泌是依靠自身生物反馈调节，当体内激素消耗到很低水平才会激发下丘脑活动，分泌促皮质激素，促皮质激素再作用于相应的靶器官分泌各自的激素。早晨喷激素类药物与体内激素分泌时间相对一致，这样即使长期反复使用，也不至于对自身激素分泌产生抑制作用，就可以大大减少副作用。当然对鼻塞特别重的患儿，晚上再加喷一次也是允许的，特别是一些合并有哮喘的孩子，易在夜间发作，因夜间体内自身激素水平最低，这时喷入或吸入激素对预防哮喘发作很有作用。

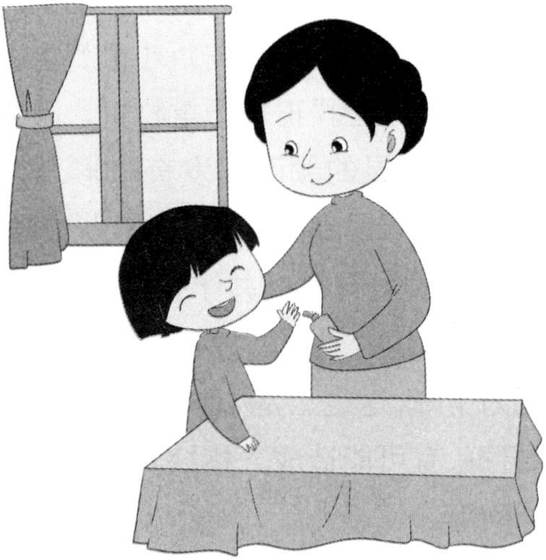

111. 小儿严重打鼾为什么要引起警惕?

成人晚上睡觉打鼾是较常见的现象,小儿打鼾较为少见,即使是打鼾,通常也是轻微的。但是,7 岁的男孩小刚入睡时的打鼾却让家人感到奇怪。有一天晚上,小刚的妈妈被如同“打雷”般的打鼾声吵醒,她以为是身旁丈夫发出的,可是看看丈夫并没有发出这样的声音。打开灯察看,发现是睡在另一张床上的儿子发出的。儿子在打鼾时大口呼吸、极力挣扎、手脚乱蹬,妈妈把他叫醒后,他说有人要掐他的脖子。

于是,第二天妈妈领着小刚到医院咨询医生。经检查,小刚被确诊为阻塞性睡眠呼吸暂停低通气综合征。就诊时,妈妈还提到，小刚经常遗尿，而且她觉得小刚好像变丑了，下颌显得尤其突出，学习成绩也下降了。医生告诉小刚妈妈，影响小刚“颜值”、导致成绩下降的“元凶”正是严重打鼾。因为长期严重打鼾、口呼吸可能导致明显的颌面部发育畸形，形成“腺样体面容”，表现为颌面狭长、腭弓高拱、下颌后缩、长度较短、颅颈角较大、面中部发育不良、上切牙外突并伴有牙列不齐等特征。儿童严重打鼾容易造成晚上反复惊醒，并且遗尿，久而久之还会造成认知缺陷、记忆力下降，这也正是小刚成绩下降的原因。另外，儿童长期严重打鼾，有可能造成人格缺陷，表现为行为异常、易激怒、有攻击倾向等。

因此，家长发现孩子晚上有严重打鼾现象，不要认为是小事，而应及时送医院，请专科医生诊治。因为不及时诊治，不仅会发生上述现象，还会影响孩子的生长发育。

112. 小儿支气管炎有什么危害?

儿童较成人机体免疫力弱，而且儿童鼻、咽喉、气管及支气管的管腔相对狭窄，软骨柔软，缺乏弹力组织，黏膜柔弱纤细且富有血管，黏液腺分泌不足而较干燥，纤毛运动差，不能很好地清除微生物，故容易发生感染，也易发生呼吸道狭窄。因此，上呼吸道感染、麻疹、百日咳、伤寒等，若不及时有效治疗，极易引起儿童支气管炎。

儿童支气管炎治疗不及时或无效，很容易引起下列疾患。

(1) 支气管扩张

当儿童支气管炎治疗不当时，可转变为慢性支气管化脓性炎症，破坏支气管壁，使支气管壁变形扩张，管壁组织被破坏，使支气管丧失原有的自然防御能力，也降低了咳嗽效率和排痰功能，为进一步感染提供了条件。时间久了，恶性循环进一步扩大，病情加重，难以治好。患儿可出现长时间的间断性发热，咯大量脓痰或咯血。进一步发展会导致肺源性心脏病。

(2) 支气管肺炎

患儿可出现高热、缺氧、呼吸困难、急性呼吸衰竭，甚至出现肺不张、肺气肿、脓胸、脓气胸、肺脓肿、心包炎、败血症等并发症，可危及生命。

(3) 慢性支气管炎、肺气肿、肺心病

如果儿童支气管炎不能有效治疗，反复发作，就会转变成慢性支气管炎，再进一步就会发展成肺气肿、肺心病。患儿可反复发病，长期间断咳嗽、咯痰、喘息，出现劳力性气短、心慌、发绀、水肿，久治不愈。

综上可以看出，儿童支气管炎如不能及时有效治疗，后果是严重的。只有避免儿童患支气管炎，或患病后及时有效治疗，才能消除后患。

113. 儿童肺炎与成人肺炎有什么不同?

肺炎是儿童的多发病和常见病，尽管现代医学非常发达，但它仍是致儿童死亡的主要病因之一。儿童由于免疫功能尚未发育完全,呼吸道局部的免疫能力也明显弱于成人,因此上呼吸道感染很容易引发儿童肺炎。来自外界的感染或传染源也是一大因素。很多小孩在进幼儿园之前很少得肺炎,进幼儿园后,由于感染或传染源多,患病概率会增加。当然,有的孩子因为本身是过敏体质,加上环境因素的共同作用就更容易得肺炎。

儿童肺炎若未得到有效治疗,可引发严重并发症,如脓胸、肺大泡,还可并发心力衰竭、呼吸衰竭等症状,危及生命。因此,儿童肺炎比成人肺炎变化快,更危险,治疗需要更积极些。

114. 儿童肺炎怎样选择药物?

张女士 3 岁的儿子患了肺炎,医生告知要输液治疗,但是张女士想不通,不就是普通的肺炎吗,服用抗菌药物不就能解决问题,何必需要输液?显然,家长的认识与专业医生不同。家长把儿童肺炎当成普通感冒或成人肺炎,而医生会从儿童肺炎的特点给出专业的用药意见。由于家长一般缺乏医学常识,儿童患肺炎如果进行自我药疗,难免会存在用药方式和药物选择不当、用药时间医从性不高的弊端,从而导致孩子病情恢复较慢或者可能转为慢性肺炎。

小儿肺炎患者如果有高烧症状,血象比较高,或者炎性指标显示可能有细菌感染,这时可以用抗生素。对于临床症状和检查显示病毒感染,那么就不需要使用抗生素。另外,还应选择保持呼吸道畅通的药物，包括支气管扩张药物，比如美普清（丙卡特罗）。还有祛痰药，稀释呼吸道里的痰，使之不会太黏稠，孩子便容易把痰咳出来。

那么，儿童肺炎如何选择用药方式，是选择口服药还是输液？诚然，按照世界卫生组织推荐的用药原则，应该“能口服的药尽量要求口服，可肌肉注射不静脉输液”。但是，儿童肺炎一般都需要输液。选择输液是因为经静脉输液，药物的吸收率是100%，能够更快、更好地发挥药效杀死病菌，而且同时可以补充水分、葡萄糖和电解质以弥补儿童肺炎期间因食欲下降导致营养物质的摄入不足。

相比之下，口服药物经胃肠不能完全吸收，吸收后还要经肝脏代谢，药效又要损失一部分，最终到血液中可能只有50%～80%。而且，一般没有针对耐药菌相同的口服药抗生素剂型，如果孩子是耐药菌感染必须得静脉输液。口服抗生素相比静脉用抗生素种类少、级别低，医生可选择的范围小，如果孩子病情重，这些药不能有效控制病情。

因此，对于儿童肺炎，医生一般选择输液处理，以避免肺炎未得到有效控制而导致一系列严重的后果。

当然，如果炎症不严重，也可选择口服方式。

115. 儿童肺炎症状消失了，为什么还要治疗？

前几天，4岁的小朋友玲玲因肺炎住院治疗，根据病情，医生给予输液治疗。经过几天治疗，玲玲的病情好转了，肺炎症状也消失了。思念孙女的奶奶要求医生让玲玲出院，但医生坚持要让小患者完成一个疗程的输液治疗。这下玲玲的家长想不通了：症状没有了还要输液，是否存在过度治疗？

针对玲玲家长的上述提问，医生作了如下解答：肺炎的治疗需要一个巩固阶段，千万不要急于出院或过早停药，哪怕输液两天后症状都消失了，至少也要坚持完成一个疗程的输液。其原因在于经过几天输液后，尽管表面上没有症状了，但是肺内的细菌并没有完全消灭干净，如果不继续治疗，有可能导致病情复发。

肺炎是个病程比较长的病，一般都是由于感冒没有及时治疗而逐渐转为肺炎的。一般，儿童免疫力比较低，抵抗力弱，治疗和恢复的过程可能更长。

儿童肺炎究竟需要治疗多少时间，住院治疗何时出院，需要由医生根据病情来确定，而不是由家长根据儿童的症状消失与否作为治疗结束与否的标准。

出院后是否需要药物巩固，医生会根据出院时的情况给出医嘱，如果出院时已经完成了疗程，临床症状基本消失 2～3 天，可以不带药回家巩固，如果出院时并未达到疗程，还有轻微症状，会要求患者带药回家巩固治疗。

116. 如何区分儿童肺炎和感冒？

外来打工人员王先生夫妇由于工作繁忙，无暇照看孩子，把女儿托付给爷爷奶奶照看。前不久,3 岁的孙女发低烧,爷爷奶奶以为是感冒,就去药店买了感冒药给她服用。但是,一个星期过去了,孙女的咳嗽症状非但没有减轻,反而加重了,整天无精打采。于是,爷爷打电话通知儿子、儿媳回家带孩子到医院看病。经医院拍片检查得知,孩子患了儿童肺炎。由于爷爷奶奶错把孙女肺炎当作感冒处理而延误了病情,孩子必须住院治疗。经过消炎、平喘、退热等对症治疗,孩子总算治好了病。

由此看来,儿童一旦发现类似感冒的症状,最好不要自作主张购买药物,而应该到医院作对症治疗。这是因为儿童肺炎和感冒的症状类似,一般家长难以区分,容易把两者混淆。

那么,如何区分儿童肺炎和感冒呢?可从发热、呼吸和精神状况三方面加以区别。

(1) 发热

儿童肺炎发热体温多在 38℃以上,持续两三天时间,退热药只能使体温暂时下降,不久便又上升。感冒发热一般在 38℃以下,持续时间较短,退热药的效果也较明显。

(2) 呼吸

儿童肺炎和感冒大都伴有咳嗽,所不同的是前者症状较重,后者较轻。在咳嗽的同时,还会表现出气喘,儿童肺炎的气喘程度严重,常常会引起呼吸困难,出现憋气症状,两侧鼻翼一张一合,口唇发紫;感冒气喘一般较轻,不会引起呼吸困难。

(3) 精神状况

儿童肺炎患者精神状态较差,常出现烦躁、哭闹、昏睡或抽风等,食欲明显下降,甚至拒绝进食。感冒患者精神状况除了发烧时无精打采，退烧后精神状态恢复正常，饮食量尽管减少，但仍在正常范围内。

家长掌握了上述情况后，在送小孩就医时，有利于描述小孩病情，帮助医生对患儿作出判断，以便及早对症下药。

117. 春天如何预防儿童哮喘？

我国的春季有 3 个月，始于农历立春，止于立夏。春季，是万物生发，推陈出新的季节。此时，冰雪消融，春风送暖，气候宜人。但春季又犹如孩儿脸，天气冷热多变，突然间会温度骤降，寒潮返袭，因此也是容易发病的季节。乍暖还寒时，幼儿稚童还须防呼吸道感染。

上海市儿科学会呼吸学组对该市市区 3.8 万余名0～14 岁儿童进行哮喘流行情况调查分析认为，感冒是儿童哮喘发病的主要诱因，在各种因素中占 89.3%。感冒是由 100 多种不同的病毒感染所引起的上呼吸道感染。它是人类最常见的疾病，自古至今人们把感冒通俗地称为“着凉”，说明感冒与气温的变化有着密切的关系。而春天气温变化多端，前后两天温差甚至可达 10℃左右，当突然降温时，人们的体温调节功能还不能很好地适应，再加上人们没有思想准备，不注意保暖，就容易着凉。着凉之所以诱发感冒，是因为寒冷降低了身体的抵抗力。

因此，为了防止儿童哮喘，家长平时应重视防治孩子的呼吸道病毒感染，增强体质，并做到“虚邪贼风，避之有时”。春天仍需时备夹衣，遇暖换之，棉衣不可顿去，以防风寒侵袭。

118. 儿童哮喘可以不用治疗吗？

7岁的张玲上体育课时总是气喘吁吁，体育老师看情况不对，就叫她不要参加剧烈的体育活动，并与张玲爸爸进行了电话沟通，沟通后得知她患有哮喘。为此，老师建议张玲爸爸赶快带女儿去医院诊治，没想到他回答："不必去医院，因为听人说孩子的哮喘随着身体的发育会好转。"显然，张玲爸爸的这种认识有失偏颇，因为儿童哮喘不及时治疗，有可能发生肺功能不可逆损害。

有关专家认为，尽管多数哮喘患儿在成年后可以自行痊愈，但还是有约1/3的孩子成年后仍然会发作。那么，哪些患儿成年后仍然会发作呢？通常过敏较重的孩子，后期情况会差一些，至于具体说哪一个患儿会痊愈，很难下定论。因此，患儿家长不要听信他人所说的儿童哮喘能自愈的说法，应在专科医师的指导下正确治疗。

也有的家长不愿让孩子治疗，主要是怕孩子使用激素治疗影响生长发育，因为"激素"是很多人的"恐惧症"。实际上，治疗儿童哮喘时使用激素用不着害怕。由于吸入性激素用量非常低，不同于口服的激素，不会对儿童的生长发育产生影响。

有研究比较吸入激素与口服激素治疗前后儿童促肾上腺皮质激素值、身高和体重的变化，显示吸入性激素治疗组较口服激素治疗组副作用明显减少。在哮喘儿童需要长期应用激素治疗时,吸入性激素宜作为首选方案。

吸入型糖皮质激素为局部用药,低剂量的吸入型糖皮质激素安全有效,一般不存在严重的不良反应。临床提倡早期使用吸入型糖皮质激素,可显著减少发作次数、用药总量及医疗费用等。

一般口服的糖皮质激素都是以毫克作为单位,而吸入性激素则是以微克为单位,后者用药量通常是前者的 1 / 100 左右。如果需要长期使用激素治疗,医生会把剂量调整至最低的维持剂量。即使是终身规范吸入型糖皮质激素治疗哮喘也不会发生明显的副作用,且有作用快、作用部位直接、局部抗炎作用强的优点。研究还证实,吸入型糖皮质激素治疗从根本上改善了对哮喘严重程度的控制水平。吸入型糖皮质激素对控制哮喘症状、减少哮喘急性发作的频率是有效的。再说,当有的儿童病情稳定后,医生会视病情,作出停用激素的决定。当然,这要根据医生的指导进行,患儿家长不能自说自话停用。若擅自停药,会导致哮喘反复发作,进而会对肺功能造成严重的损害。

吸入型激素的主要问题在于需要利用各种各样的装置吸入体内,不仅是患儿,许多家长对其操作方法也不能正确掌握,容易导致吸入剂量不足,影响治疗效果;或者因为都是吸入的药物,有的家长搞不清哪一种是长期预防治疗用药,哪一种是急性发作时的止喘药,将两种药用反的情况也有可能发生。因此,需引起注意。也有患者在使用吸入型糖皮质激素后产生声音嘶哑、喉咙刺痛等副作用,这是由于药粉粘在口腔或咽喉黏膜上刺激黏膜，从而导致口腔和咽喉局部不良反应。若吸药后及时用清水漱口和咽喉、选用干粉吸入剂或加用储物罐等，可减少药物不良反应的发生。

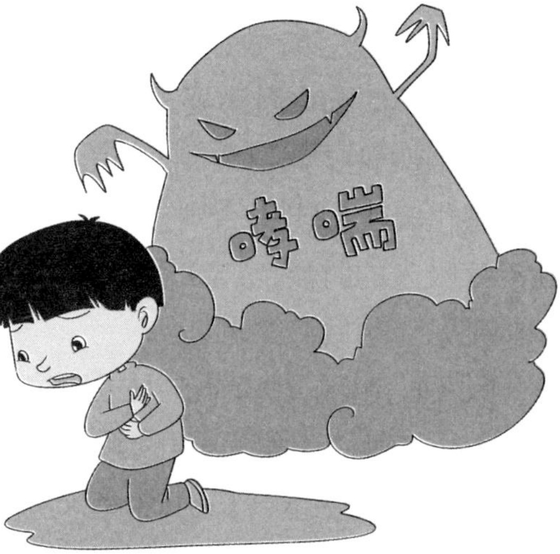

119. 儿童雾化药物如何合理使用？

雾化吸入很适合治疗许多呼吸系统疾病，如治疗孩子感冒咳嗽、痰多、痰液不能及时从呼吸道排出等。由于气管、支气管、胃肠道有着相近的表面，而且气管、支气管黏膜对药物具有良好的吸收作用，雾化吸入药物可以直接作用于气道局部发挥作用。

但是，小孩不同于成年人，在进行雾化吸入治疗时有些注意事项需要引起家长的注意。

(1) 雾化吸入时,是口含器好,还是面罩好? 应根据孩子的年龄来决定。口含器进入气道的药物更多,5 岁以上的儿童尽量用口含器吸入。5 岁以下,因为不能很好使用口含器,应该使用面罩辅助吸入。幼小的孩子容易哭闹,用面罩吸入,应选择清醒安静时,因清醒安静时吸药疗效好,睡眠时次之,哭闹时最差。

(2) 雾化吸入半小时前尽量不要进食,避免雾化吸入过程中气雾刺激气道,引起呕吐。

(3) 不要让雾化液进入眼睛,否则会引起眼部不适。

(4) 雾化治疗吸入的时候,宝宝最好能采取轻松直立的坐姿,只需平静地呼吸,无须做特殊的配合。

(5) 在雾化吸入时,出现一些情况应该及时停止,如患儿频繁咳嗽,则应暂停吸入,待呼吸平稳后再开始吸入。雾化吸入时间取决于药液容量,每次大约在 10～15 分钟,每天可做 2～3 次。

(6) 雾化结束后要洗脸漱口,用清水将口中、面罩和加药部分配件及时清洗,雾化罐要及时清洁。

120. 慢性阻塞性肺疾病为何“青睐”女性?

看到这个题目,您可能会产生这样的疑问: 难道慢性阻塞性肺疾病也会有性别差异? 瑞典隆德大学的研究人员揭开了这个疑团: 他们使用更新的诊断标准进行研究,发现了罹患慢性阻塞性肺疾病的风险在性别上的显著差异。女性可能是罹患慢性阻塞性肺疾病的一个独立危险因素,女性罹患慢性阻塞性肺疾病的风险是男性的两倍。

隆德大学的 Johannes Luoto 研究员和隆德大学医院老年门诊的一位医生对初始 2 300 名年龄为 65～100 岁的人群进行了这种疾病发展的随访。

Johannes Luoto 指出："我们可以清楚地观察到，女性罹患慢性阻塞性肺疾病的风险高于男性。这甚至适用于其他风险因素，如吸烟和年龄，均需考虑在内的情况下。"

"之前并不确定性别差异是否会造成慢性阻塞性肺疾病的风险不同，一部分原因是很少有这方面的研究；另一个因素是，慢性阻塞性肺疾病的诊断方式近期有一定的改变。"

"我们的研究是使用更新的诊断标准，在解释肺功能结果前，考虑一些因素，如性别和年龄，再决定是否有慢性阻塞性肺疾病。"

这是一种新的肺功能检查的方法，其结果与实验结果有很大的差异：除了年龄和吸烟的影响外，还使用更现代的方法 LLN（正常人群低限），研究中发现了罹患慢性阻塞性肺疾病的风险在性别间的显著差异。有证据表明，女性的气道可能比男性更敏感，但老的诊断方法并未显示不同性别对慢性阻塞性肺疾病风险的影响。

因此，女性更应预防慢性阻塞性肺疾病的发生。

121. 哮喘患者可以怀孕吗？

张女士结婚已有多年，一直想要一个孩子，但被一个心结困扰着：自己患有哮喘，能怀孕吗？答案是：哮喘患者是可以怀孕的，大部分孕妇可以顺利分娩。在孕期，孕妇哮喘发病，一般不影响妊娠的进展，故无必要终止妊娠。轻微的以及控制良好的妊娠期哮喘对胎儿影响不大。但对妊娠期出现严重的以及控制不佳的哮喘的孕妇，则可因机体重度缺氧及全身功能紊乱危及母体及胎儿的健康，甚至威胁生命。所以，孕妇哮喘发病时，应及时去医院，在医生的指导下预防和治疗哮喘。

那么，孕妇如何防治哮喘发作呢？

一是保持乐观的心情。因为不良情绪往往可以诱发哮喘，对于孕妇来说，心情会比其他人群焦虑，思考的问题也多，诸如生出来的小宝宝健康吗，以后的生活怎么办，等等。实际上，不应考虑过多，只要做到平时科学生活，孕产期定期检查，就能避免胎儿的畸形与其他意外。而对于今后孩子如何哺育以及生活等问题，尽量把这些“负担”交给自己的丈夫和家人，使自己高高兴兴度过孕期。

二是遵医嘱正确服用药物。常用的药物有糖皮质激素、β_2受体激动剂、茶碱类药物、白三烯受体拮抗剂、色甘酸钠、M受体拮抗剂、硫酸镁等。对于妊娠期哮喘的药物治疗，应尽量选用对胎儿影响小的药物。需要特别指出的是，孕妇服药应严格遵医嘱，医生会根据孕妇检查结果以及病情变化，按照孕妇哮喘发作时的严重程度选择适当的药物。

三是不必恐惧糖皮质激素。有些孕妇害怕使用糖皮质激素，担心糖皮质激素会影响到胎儿的健康。实际上，糖皮质激素只有在长期、大剂量全身应用时才出现不良反应，局部使用一般不会出现不良反应。根据病情，一般局部吸入型糖皮质激素的首选是布地奈德。吸入性药物因其作用部位局限于肺部，故进入血液的药物量极少，对胎儿的影响也较小。例如对于轻微的间歇性发作哮喘，可以少量使用沙丁胺醇气雾剂。当局部吸入型糖皮质激素不能有效控制病情时，再考虑联合全身糖皮质激素使用。即使是长期使用吸入型糖皮质激素的哮喘孕妇，也不应突然停药。这是因为有研究表明，孕期哮喘使用皮质激素优于哮喘发作，至今尚未发现吸入型糖皮质激素对孕妇和胎儿有特殊影响。

122. 妊娠期合并呼吸系统疾病如何用药?

(1) 药物对妊娠的影响

受精后 1 周着床，2 周形成胚泡。这一阶段是“全”或“无”的影响，即自然流产或无影响。

受精后 3～8 周是大多数器官分化、发育、形成的阶段，最容易受药物影响，发生严重畸形。

受精 8 周(孕 10 周)以后至 14 周(孕 16 周)仍有一些结构和器官尚未完全形成，用药后也可能会造成某些畸形(腭和生殖器)。

孕 16 周以后药物对胎儿的影响主要是表现为功能异常或出生后生存适应不良。

(2) 致畸高度敏感期

受精后 3～8 周称“致畸高度敏感期”，其中，神经组织在

15～25 天；心脏在 20～40 天；肢体在 24～46 天；眼在 24～39 天；外生殖器在 36～55 天。

（3）美国食品药品监督管理局（FDA）分类

FDA 把药物分为 A、B、C、D、X 五类。

A 类：在孕妇中研究证实无危险性。

B 类：动物中研究无危险性，但人类研究资料不充分，或对动物有毒性，但人类研究无危险性。

C 类：动物研究显示毒性，人体研究资料不充分，但用药时可能患者的受益大于危险性。

D 类：已证实对人类有危险性，但仍可能受益。

X 类：对人类致畸，危险性大于受益。

特别提示：

① 妊娠期感染时用药应充分权衡用药后患者的受益程度及可能的风险后决定。

A 类：妊娠期患者可安全使用，如甲状腺球蛋白等；

B 类：有明确指征时慎用，如青霉素类、头孢菌素类等；

C 类：在确有应用指征时充分权衡利弊决定是否选用，如氯霉素、克拉霉素、万古霉素等；

D 类：避免应用，但在确有应用指征且患者受益大于可能的风险时在严密观察下慎用，如氨基糖苷类等；

X 类：禁用，如乙硫异烟胺、利巴韦林。

② 妊娠期患者接受氨基糖苷类、万古霉素、去甲万古霉素、氯霉素、磺胺药、氟胞嘧啶时必须进行血药浓度监测，据此调整给药方案。

123. 妊娠期合并肺结核如何用药?

孕妇患有结核时(主要是肺结核),合理的治疗不但对胎儿无害,且能防止胎儿受母体疾病的影响。

孕妇在妊娠中后期确诊患结核病后,应当积极治疗,不应认为药物对胎儿有影响而停药,使结核病情得不到控制而扩展。

妊娠早期发现结核,可行人工流产术;妊娠中、晚期发现结核病,引产并不比积极抗结核治疗,直至足月分娩者预后好。

妊娠期抗结核治疗应持更加积极的态度,治疗的方法与非妊娠期相同。遵循早期、规律、全程、适量、联合的原则。

迄今已明确肯定与胎儿畸形无关的抗结核药有异烟肼、乙胺丁醇。

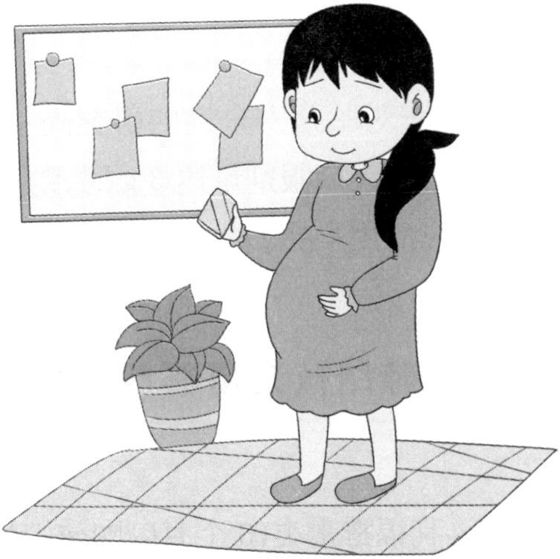

异烟肼配伍乙胺丁醇抗结核治疗，疗程通常为 6～12 个月（胎血药浓度约为母亲血药浓度的 30%）。

124. 妊娠期合并肺结核能否用利福平？

由于利福平能抑制 DNA 依赖的 RNA 多聚酶，尤其既往动物实验证实，妊娠 3 个月内应用利福平有致畸作用。但国外有文献报道，妊娠期接受利福平抗结核治疗，胎儿畸形发生率在正常胎儿畸形率之内。故美国胸科协会与疾病控制中心把利福平列入首选药物之一。但我国防痨协会明确指出，3 个月以内孕妇禁用。

125. 妊娠期合并肺结核能否用吡嗪酰胺？

孕妇应用吡嗪酰胺对胎儿安全性的研究尚不充分，由于吡嗪酰胺有较高肝毒性，每天口服剂量达 3 g 时，约 15%的患者会出现肝损害，故孕妇应慎用本品。

126. 妊娠期合并肺结核禁用哪些药物？

禁用的药物有：利福霉素类（3 个月以内孕妇禁用），异烟胺类(例如乙硫异烟胺、丙硫异烟胺),氟喹诺酮类,氨基糖苷类,对氨水杨酸,垂体后叶素。

127. 妊娠期合并哮喘如何用药?

哮喘是妊娠期妇女较常见的并发症。妊娠期合并哮喘的发生率约为1%,出现哮喘持续状态约占0.2%。

全球通行的妊娠期哮喘的治疗原则如下:

(1) 正确评价产妇和胎儿的临床状况;

(2) 避免接触诱发因素;

(3) 药物治疗;

(4) 健康教育;

(5) 心理支持。

妊娠期应用药物控制哮喘是十分必要的,在考虑妊娠期用药可能对胎儿产生危害的同时,应当考虑哮喘本身对胎儿生长发育有着更为不利的影响。

目前认为,怀孕对哮喘发作的影响主要包括两个方面:

(1) 机械性因素的影响。

(2) 怀孕后内分泌系统变化的影响是孕激素、雌激素、黄体酮、前列腺素。

轻微的以及控制良好的妊娠合并哮喘可以得到好的妊娠结局。严重的以及控制不好的妊娠合并哮喘可以导致严重的并发症。比如剖宫产、先兆子痫、生长发育延迟、早产、产后出血以及其他围产期并发症，而且可能会增加母亲的发病率和死亡率。

哮喘患者在妊娠期约有1/3患者病情加重，1/3患者病情好转，1/3患者病情无特殊变化。

128. 高血压患者如何服用感冒药？

感冒后会出现一些鼻塞、流涕等卡他症状，为减轻鼻黏膜充血，常见抗感冒复方制剂中经常含有能够选择性地收缩鼻黏膜的血管、减轻鼻黏膜充血、减轻鼻塞症状、使鼻涕减少的药物，如盐酸伪麻黄碱、盐酸麻黄碱等，这些药物都会收缩血管，使心率加快，血压升高。服用抗高血压药期间，患者应根据身体状况慎用或禁用含麻黄素、伪麻黄碱、麻黄的药品。

含伪麻黄碱的抗感冒西药有泰诺、新康泰克（缓释片及胶囊）、白加黑、日夜百服宁、惠菲宁、诺诺、感叹号等；含有麻黄的中成药有风寒感冒冲剂、表实感冒冲剂、感冒软胶囊、千柏鼻炎片、活络丸、咳喘宁片、风痛宁片、小青龙颗粒、小青龙合剂、风寒咳嗽丸、伤风停胶囊、防风通圣散、散风活血膏胶囊、宣通理肺膏、保安万灵丹、柴连口服液、九保丸、鼻炎康片、腰腿痛丸、清肺化痰丸、风痛宁片、半夏止咳糖浆、追风透骨丸、止咳定喘丸、复方川贝精片等也应慎用，如因其他疾病确有需要，应在医生或药师的指导下，酌情使用。

据报道，某高血压患者因使用滴鼻净（盐酸萘甲唑啉：收缩鼻黏膜毛细血管，减少腺体分泌，减轻充血，改善鼻塞症状）引发高血压危象，是由于患者半天内将一支滴鼻净用光，违反说明书的用药指导而滥用所致，应引起注意。

129. 高血压合并哮喘如何用药？

高血压合并哮喘首选钙离子拮抗剂，这类药物可解除血管平滑肌痉挛，降低肺动脉压；还可解除支气管平滑肌痉挛，改善哮喘患者的通气功能。对心率偏慢的高血压伴哮喘患者，可选用二氢吡啶类钙拮抗剂，如药名词尾带“地平”两字的硝苯地平、尼群地平、尼卡地平、拉西地平、非洛地平、盐酸贝尼地平、尼伐地平、伊拉地平、尼鲁地平、马尼地平、尼索地平等；对心率较快的高血压伴哮喘患者，可选用非二氢吡啶类钙拮抗剂，如地尔硫䓬、盐酸维拉帕米（异搏定）、加洛帕米、吲达帕胺等，但这些非二氢吡啶类钙拮抗剂不宜用于心力衰竭、窦房结功能低下或心脏传导阻滞患者。

为了解除哮喘症状，可以短期口服激素类药品，若需要长期使用，则以气雾剂为宜。

高血压合并哮喘患者应避免使用血管紧张素转换酶抑制剂，如药名词尾带“普利”的卡托普利、依那普利、西拉普利、贝那普利、福辛普利、赖诺普利、培哚普利、咪达普利、群多普利、喹那普利、地拉普利、雷米普利等，以免引起咳嗽不良反应，进一步提高气道敏感性，引起哮喘发作及加重症状。如果有必要使用，可选用血管紧张素Ⅱ受体拮抗剂，如药名词尾带“沙坦”的缬沙坦、替米沙坦、厄贝沙坦、坎地沙坦、依普沙坦、他索沙坦等。

此类患者宜慎用利尿药，以免因痰液黏稠度增加，咳出不畅，加重呼吸道阻塞。

高血压合并哮喘患者禁止使用β受体阻滞剂，即药名词尾带“洛尔”者，如普萘洛尔、酒石酸美托洛尔、阿替洛尔、比索洛尔、醋丁洛尔、纳多洛尔、索他洛尔等，这类药物可诱发支气管痉挛，加重哮喘，甚至引起哮喘持续状态，重者可危及生命。因此，有哮喘、慢性阻塞性肺疾病的患者禁用。

糖皮质激素、β_2受体激动剂、茶碱等药物均可导致血压升高，高血压合并哮喘的患者需在医生指导下使用平喘药，就诊时有必要向医生说明目前高血压的情况，若必须使用以上药物，需监测血压、心率情况，定期于门诊随访调整用药。

130. 糖尿病患者服用感冒药有哪些注意事项？

糖尿病患者更易发生感染，如果感冒了，并且有明显的咽痛、咳嗽和咳黄痰等细菌感染的征象，患者可以服用一些抗菌药物加强抗感染治疗，以免感染加重。但是，一些咳嗽药水，如复方甘草合剂、急支糖浆、蜜炼川贝枇杷膏等药物含有蔗糖，会明显升高血糖，所以应尽量避免应用。同时，糖尿病患者在应用一些复方制剂时应加强血糖的监测。

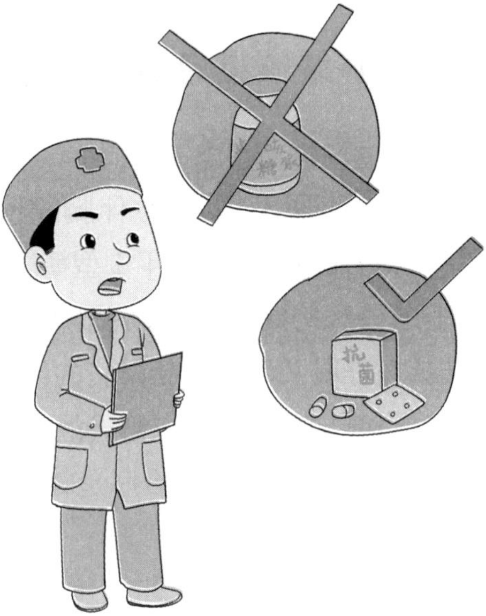

131. 糖尿病患者服用平喘药物有哪些注意事项？

全身应用 β_2 受体激动剂有可能导致血糖升高，还可能引起血乳糖和丙酮酸升高，甚至可能出现酮体。另外，患者口服和静脉用糖皮质激素也会引起血糖的升高，但常规吸入中小剂量的糖皮质激素一般情况下不会引起血糖的明显波动。因此，糖尿病患者就诊时应向医生说明目前糖尿病的情况，如服用何种降糖药物、血糖水平等。若必须使用上述药物，需监测血糖情况，并注意有无头晕大汗等不适，若出现不适，应及时就诊。

132. 糖尿病合并肺结核患者如何用药?

老秦一周前因着凉出现发热、咳嗽伴胸闷憋气,经医院检查,发现患有肺结核,而且他还患有6年1型糖尿病。

糖尿病患者是结核病的高发人群,糖尿病代谢紊乱可促使结核迅速恶化,结核病进展又可加重糖尿病的代谢紊乱,因此两病之间相互存在着不利影响,如不采取恰当的治疗措施,可使两病急剧恶化。因此,早期诊断及合理治疗是临床治疗中非常关键的问题。

对于糖尿病合并肺结核患者的用药,一般采用抗细菌感染、抗结核治疗、保肝、控制血糖等"四管齐下"的方法。

(1) 抗细菌感染

临床鉴于肺结核合并下呼吸道感染时病原体的检出率低,且病原体检测需要一定的时间,在疑及肺结核患者合并下呼吸道感染,但未得到病原菌药敏试验结果时,应及时采取经验性的抗生素治疗。肺结核合并下呼吸道感染以G杆菌和真菌感染多见。

临床常采用头孢哌酮+舒巴坦经验性抗感染治疗。头孢哌酮主要抑制细胞壁的合成。舒巴坦为β-内酰胺酶抑制剂,与头孢哌酮联合应用后,可增强头孢哌酮抵抗多种β-内酰胺酶降解的能力,对头孢哌酮产生明显的增效作用,其抗菌谱能覆盖社区获得性下呼吸道感染常见致病菌。但头孢哌酮有可能引起低凝血酶原血症，还可能引起双硫仑样症状，所以用药期间应监测可能出现的不良反应。

(2) 抗结核治疗

1 型糖尿病患者胰岛素分泌不足，导致碳水化合物、脂肪、蛋白质三大代谢紊乱，组织中葡萄糖、甘油含量长期增高，为结核菌的滋生提供了营养，有利于结核菌生长繁殖；因脱水、血黏度高、糖尿病微血管病变、结核性脉管炎等导致病变部位供血差，局部血药浓度降低；白细胞吞噬能力下降，淋巴细胞活力降低等因素均导致抗结核治疗难度加大。因此，必须重视抗结核治疗。

(3) 保肝

大多数抗结核病药物都可能导致肝脏损害，肝功能损害是抗结核病药物的主要不良反应，其中以异烟肼、利福平、吡嗪酰胺等药物最为常见。因此，抗结核治疗时，常辅以保肝治疗。

(4) 控制血糖

结核病可使糖尿病患者对碳水化合物的反应性发生改变，从而导致胰岛素受体功能下降、胰岛素内分泌功能降低、血糖不易控制。所以，肺结核病的疗效和预后在很大程度上取决于糖尿病控制的程度，控制好血糖是防治糖尿病患者合并肺结核的关键。对血糖控制不良者或满疗程肺结核治疗后仍呈活动性者，应考虑适当延长抗结核疗程至 1 年或 1 年以上。

133. 前列腺增生患者服用感冒药物有哪些注意事项?

前列腺增生是老年男性常见疾病,又称良性前列腺增生、前列腺肥大。严格讲老年人发生的是前列腺增生而不是肥大,病变表现为细胞增多即增生,不是细胞肥大。

郭大爷今年67岁,患前列腺增生已经有六七年了。原先每天晚上都要起来好多次小便,还经常尿不尽。后来,经医生指导服用治疗前列腺增生的药物,症状有所好转。一天早上,郭大爷到公园晨练受了点凉,鼻塞、流鼻涕,于是吃了两粒速效伤风胶囊。令郭大爷没想到的是,时隔不久,他想上厕所解小便,不知为什么突然解不出来了。清晨起床时解小便还好好的,怎么现在不行了?郭大爷百思不得其解。最后憋得实在受不了,家人就赶紧护送到医院就诊。医生经过询问病史和详细检查,终于找到了郭大爷急性尿潴留的原因,原来是感冒药在作怪。郭大爷不明白:吃两粒感冒药怎么会尿不出来了呢?

原来,一般认为前列腺增生与中老年男性激素水平失去平衡有关。已经发生前列腺增生后突然出现尿潴留,除了与受凉、憋尿过度、劳累等生活因素有关外,还与不适当地服用药物有关。

人体的排尿活动是受神经系统支配的,当支配排尿活动的交感神经兴奋时，其末梢神经释放出一种叫乙酰胆碱的化学介质，乙酰胆碱能促使膀胱逼尿肌收缩，从而引起并维持排尿。感冒药扑尔敏能阻滞乙酰胆碱的活性，使膀胱逼尿肌和括约肌松弛，收缩力减弱。前列腺增生的患者，本来就因前列腺肿大挤压尿道而出现排尿困难现象，服用了含扑尔敏的感冒药后，就会因膀胱收缩无力而加重排尿困难，甚至出现急性尿潴留的情况。

扑尔敏的化学名称为马来酸氯苯那敏，是一种常用的抗组胺药，对伤风感冒时出现的流涕、流泪、打喷嚏等症状均有明显的缓解作用。在一些抗感冒药物，如速效伤风胶囊、感冒通、克感敏、快克胶囊、维C银翘片、感冒灵等复方感冒制剂中，都含有扑尔敏。患前列腺增生的老年人感冒后要慎服这一类含扑尔敏的感冒药，因为这类药物会加重前列腺增生患者的排尿困难。建议患者可以根据自身症状，选用一些清热解毒的中药，如感冒冲剂、双黄连口服液等。类似扑尔敏的抗组胺药还有苯海拉明、非那根、赛庚啶等，前列腺增生患者也须慎用。前列腺增生患者感冒后最好是在医生的指导下进行治疗。

134. 前列腺增生、青光眼患者服用平喘药物有哪些注意事项？

抗胆碱能药物能升高眼压，引起或者加重尿路梗阻症状，因此青光眼、前列腺增生患者慎用。

135. 心律失常患者服用平喘药物需注意什么?

β_2受体激动剂及氨茶碱均有心脏方面的不良反应，主要表现为心率增快，常见有窦性心动过速。使用上述药物时，需监测心率情况，注意有无心慌、头痛、头晕等不适。

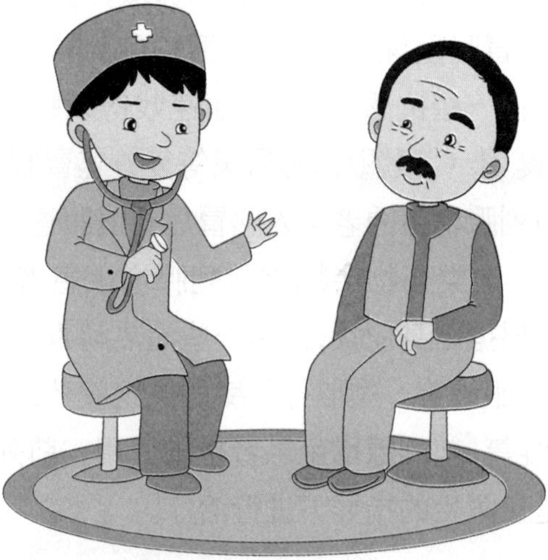

第四章
疾病防治实用案例

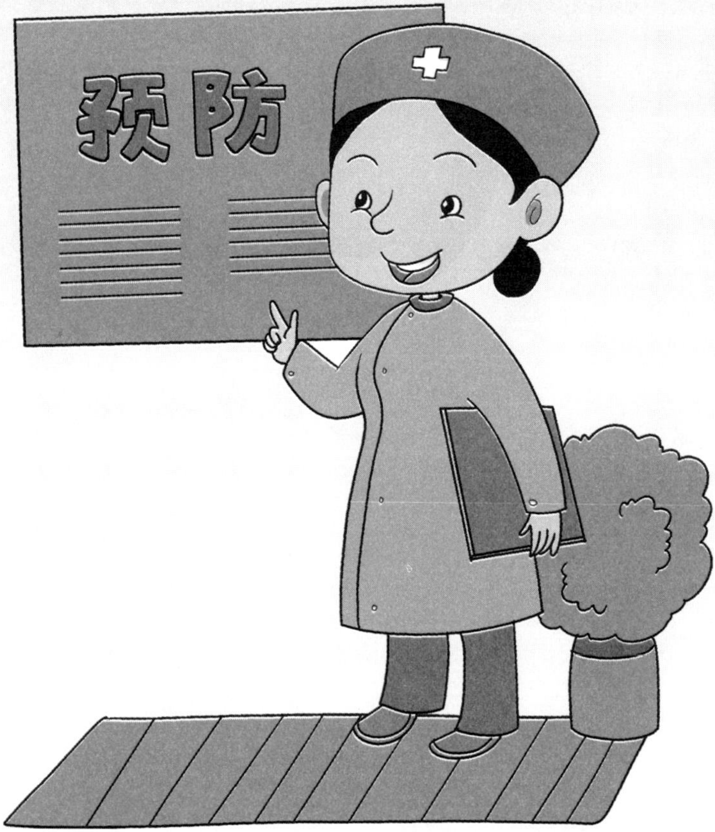

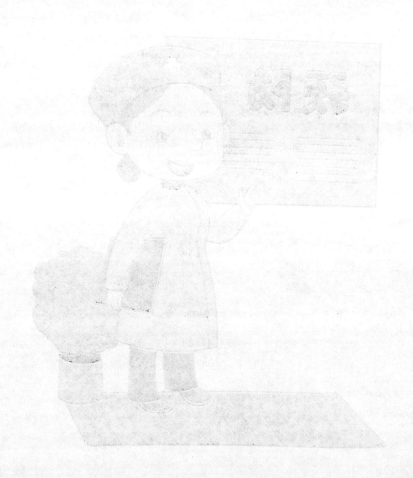

一、呼吸系统疾病防治

案例1 保护肺从戒烟做起

案例： 老李，烟龄30余年，每天一包烟左右，长期咳嗽、咳痰、咽喉部异物感。经过家人的劝解和自己的努力，终于戒烟。放弃吸烟后，他觉得呼吸顺畅了，咳嗽也随之减少，整个人都神清气爽，而且他的肺活量在9个月内提升了5%。

健康小贴士： 30岁时，吸烟对肺活量的影响可能表现得并不严重，除非在跑步的情况下。但30岁以后的岁月中，拥有一个强大的肺活量是极为重要的，你是想选择有活力、健康的晚年生活，还是选择散步或爬楼梯都会气喘的晚年生活呢？相信你会选择后者。因此，保护我们的肺应从戒烟做起，使自己拥有一个无烟肺。

案例2 肺大泡破裂有生命危险

案例： 53岁的国庆是一名外地务工人员，有大量吸烟史30年。不久前的一天晚上，他和几个朋友酒后去一家练歌房唱歌。其间，几杯啤酒下肚后，大家的热情高涨，开始飙起了高音。国庆唱过了一首高音歌曲后，突然觉得胸口疼痛起来，起初他没在意，以为是因为刚才飙高音的时候过于用力之故，随后会缓解症状。然而让他没有想到的是，过了一阵，疼痛症状丝毫没有缓解，且疼痛更加剧烈，他开始有种喘不上气来的感觉，朋友赶快送他进了医院。在医院，经过医生详细检查后发现原来是肺大泡破裂，所幸经过手术目前已经脱离危险。

健康小贴士： 肺大泡患者一定要注意避免剧烈运动，剧烈运动可造成肺大泡破裂，形成气胸。

案例 3　控制哮喘应远离过敏原

案例： 杨先生今年 27 岁，原有鼻炎病史，没有经过规范诊断和治疗。他在一个商场做家具销售已经 3 年。杨先生说："最近这一个多月我咳嗽的情况越来越重，所以请假回家休息了几天。不过休息时咳嗽的情况还真减轻了不少，可一回到单位就又犯病了。"今年 4 月，杨先生来到一家三甲医院呼吸内科进行检查，经过医生诊断确定他患上了"支气管哮喘"。"支气管哮喘是指原有过敏体质，主要表现为有'过敏性鼻炎'，由于接触职业环境中的致喘物质后引起的哮喘发作。杨先生常年在家具城工作，刺激性气体较多，极易引发这一疾病。如果他想控制哮喘，最好的办法就是换一份工作，远离刺激性气味的影响。"医生说。另外要定期门诊随访，按医嘱规范治疗。

健康小贴士： 过敏性鼻炎的患者有一部分会同时存在支气管哮喘，这两种疾病在病理和发病机制方面存在一定的联系，所谓"同一气道，同一疾病"。过敏原的接触是支气管哮喘发作的原因之一，因此避免接触可疑的过敏原是防止哮喘发作的最简单也是最重要的手段。同时,存在过敏性鼻炎和/或哮喘的患者可以进行相关的过敏原测试,这项检查可以帮助患者了解自己可能对哪些外源的过敏原过敏,从而相应地减少与这些物质的接触。

案例 4　不良情绪是哮喘之大敌

案例: 小张平日喜欢炒股票,他说:"前一阵子卖了三只股票,没有想到第二天,卖出去的股票涨了。"他总想着要是晚卖一天多好呢。第三天又连涨,于是咳嗽就犯了。第四天股票还是涨,小张咳嗽得更厉害了,并出现气喘。第五天股票大涨,他咳、喘得夜里睡不着觉了。哎呀,小张好后悔,这三只股票要是晚五天卖能赚多少钱啊! 没想到第六天开始往下跌,第七天跌,第八天跌,第十天跌到比他卖出去的时候还要低得多,小张咳、喘居然什么药都没吃就好了。显然,小张的哮喘与情绪有关。

健康小贴士: 哮喘患者要调整好自己的情绪,保持积极乐观的心态,避免心情大起大落,这样才能减少哮喘的发作,从而提高生活的质量。

案例 5　哮喘与鼻炎是"两兄弟"

案例: 小明母亲说:"我儿子每当天气转凉,鼻子就会塞,呼吸很困难。白天站着还好,晚上就根本不能用鼻子来呼吸,只能用口。大量的鼻涕堵塞鼻子，鼻孔还有灼热的感觉，弄得他睡觉的时候要辗转良久才能睡着，晚上还经常醒来。这阵子天气转热了，他一边出汗，一边连续打上十来个喷嚏，鼻子还是堵得慌，最近还出现了胸闷、气喘、气急等不适。”小明母亲以为儿子得的是重感冒，直到出现胸闷等症状才来就诊。到医院经过医生检查，确定是过敏性鼻炎引起的哮喘发作。

健康小贴士：上述案例中的家长误以为儿子患感冒，并没注意小孩其实已诱发过敏性鼻炎症状，结果屡医无效，最后才被专科医生确诊为过敏性鼻炎。若家长不能及时安排子女接受过敏性鼻炎的正规治疗，孩子的成长过程中将可能因此诱发哮喘等更严重的过敏性状态，最终会造成可怕的后果，因此不能忽视过敏性鼻炎的治疗。

案例 6　咳嗽、咳痰当心“慢阻肺”

案例：张先生，55 岁，有咳嗽、咳痰病史 5 年，近半年出现活动后气促，登楼时症状更为明显。在询问病史的过程中发现张先生有近 20 年的吸烟史，每天 1 包，没有戒烟。医生在做了常规的体检后，考虑到张先生有慢性阻塞性肺疾病(简称“慢阻肺”)的可能性，随即建议他做了肺功能检查。肺功能检查中 FEV1 / FVC＜70％，FEV1 占预计值 53％，提示存在不可逆的气流受限，肺功能中度减退；同时胸部 CT 排除了其他肺部疾病，最终确诊为慢性阻塞性肺疾病。之后张先生需根据医生的建议戒烟，同时给予相应的药物治疗。

健康小贴士：随着年龄的增长，成年人的肺功能在中年以后逐渐呈缓慢下降的趋势，到了老年，肺功能呈现生理性的下降。因此许多中老年朋友出现活动后气短时，往往会认为是随着年龄增长，体力下降了。但有些情况也不能简单地用“年龄增长”来解释，尤其是对于有吸烟史的人们，如果出现了与同龄人相比明显下降的活动耐力，或同时有慢性咳嗽、咳痰的症状，则需要警惕慢性阻塞性肺疾病的可能。及时就医，并进行相关的检查可以明确病情。

案例7 肺部结节不一定是肺癌

案例：75岁的男性患者刘某，因咳嗽、胸痛就诊，门诊行胸部CT时发现左下肺渗出影，诊断为左下肺炎症，并进行抗感染治疗。治疗后患者症状好转，并根据医生嘱咐于治疗结束后一个月再次行胸部CT复查，了解肺部炎症吸收情况。在第二次CT检查中发现右下肺索条影，并发现左下肺存在一个直径0.8 cm的结节影，边缘光滑，密度均一。由于这位患者之前无胸部CT的影像学资料可以和本次检查进行比较，考虑到患者的年龄、吸烟史，以及这个结节的影像学表现，医生建议这位患者3个月再进行复查。3个月后的胸部CT提示胸部结节和之前相比无明显变化。这位患者在之后的半年、一年随访CT仍未提示该结节有明显变化，因此考虑该结节是慢性炎症结节的可能性比较大。

因此，发现肺部结节，一定要找有经验的医生咨询或做进一步检查以明确结节的性质。

健康小贴士：随着医疗技术的发展和人们健康保健意识的提高，很多疾病得到了早期诊断和干预治疗。其中，肺部结节在近些年的检出率明显增高。肺部结节并不一定是肺癌，它是一个影像学诊断。形成肺部结节的原因多种多样，包括慢性炎症后改变、肺胶原血管病、肺真菌病、肺结核等，肺癌只是其中的一个原因。医生会根据患者的病史、相关检查结果、影像学表现综合判断肺部结节的可能原因，同时在随访过程中动态观察肺部结节的变化对鉴别诊断也具有非常重要的作用。

二、呼吸系统疾病用药

案例 8　感冒不要叠加用药

案例：周先生，36 岁，出租车司机。着凉后出现流涕、鼻塞、喷嚏，为不影响工作，坚持上班。因自觉病情不重，自行服用泰诺、双黄连。又听说快克效果不错，再加用了此药。几种药物服下后感觉有点迷迷糊糊，开车也犯困，差点发生交通事故。其实周先生所服用的泰诺含有 4 种成分，其中马来酸氯苯那敏可抗过敏，但容易引起嗜睡。而快克的处方成分中也有马来酸氯苯那敏。上述两种药物同时使用导致副反应更加明显。现在大多数感冒药都是非处方药，很容易从各种渠道获得，所以提醒大家一定要在医师或药师指导下服用，千万不可乱吃药。

健康小贴士：感冒药叠加使用的害处除了可能加强药物的嗜睡作用，同时也增加了药物其他副反应发生的风险，如对肝肾功能的影响。感冒存在自然病程，药物可以帮助缓解相应的感冒症状，但不可认为只要多吃几种药就能好得快。

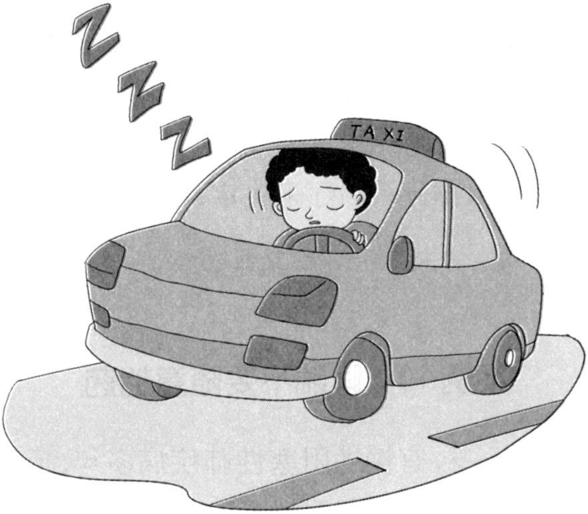

案例 9　哮喘不要自行用药

案例：汪先生，42 岁，哮喘病史。因一直对使用激素有顾虑，平时出现胸闷、气促症状即自行使用沙丁胺醇气雾剂。近几个月来感觉气促加重，需每日数十次吸入沙丁胺醇，仍感觉症状不缓解，同时还出现心慌、双手颤抖。就诊后医生在排除神经系统、心血管、甲状腺等疾病后，考虑上述现象是大量使用沙丁胺醇的不良反应。医生向汪先生解释了原因，并针对目前的哮喘发作程度重新对药物进行了调整，减少沙丁胺醇气雾剂的用量，给予长效 β_2 受体激动剂和糖皮质激素规范吸入治疗，汪先生哮喘逐渐控制，心慌等症状也逐渐改善。

健康小贴士： 沙丁胺醇属于快速起效、短效的支气管扩张药，因此是哮喘患者常用的哮喘症状快速缓解药物，但长期控制哮喘的用药需选择长效 β_2 受体激动剂和糖皮质激素吸入治疗。长期大剂量使用沙丁胺醇会导致药物疗效下降、不良反应增加。哮喘的治疗需要根据患者的症状控制水平进行分级治疗，药物的选择就是根据分级治疗来决定，这需要在医生的指导下进行。

案例 10 哮喘不要随意加药

案例： 张先生，75 岁，有慢性阻塞性肺疾病多年，反复咳嗽、咳痰、气促。近 3 个月来感觉气促越来越严重，同时双手不自主颤抖，当时怀疑帕金森病去神经内科就诊，给予对症治疗无效果。医生追问病史，张先生因为最近气促加重，自己用沙丁胺醇气雾剂，比平时剂量增加，起初感觉气促有好转，但是最近感觉气促越来越重，同时还出现心慌、双手颤抖，吃饭的碗也不能拿稳了。了解病史后，医生对张先生的病情重新进行了评估，调整了治疗方案，减少了沙丁胺醇气雾剂的用量，张先生气促症状好转的同时，双手颤抖的症状也缓解了。

健康小贴士： 沙丁胺醇气雾剂主要用于缓解哮喘或慢性阻塞性肺疾病患者的支气管痉挛，起效快。常见的不良反应有震颤、头痛、心动过速、肌肉痉挛，严重的还会发生外周血管扩张、低钾血症。因此如果喘息不缓解，千万不能自己随便加药，尤其是应用沙丁胺醇气雾剂后，会暂时缓解气促的症状，但实际上是治标不治本，反而会掩盖疾病的真相。患者应及时去医院就诊，让医生重新评估病情，及时调整治疗方案，以免耽误病情，导致疾病恶化。

案例11　“慢阻肺”别乱用抗生素

案例：王先生是一位慢性阻塞性肺疾病患者，最近因为气温变化剧烈，呼吸道症状加重，出现了连续咳嗽、咳痰、气急症状。根据自己以往的经验，王先生从家庭小药箱里找出抗生素服用。连续服用半个月后，咳嗽气急的症状有所控制，但是王先生感到肝区隐隐作痛，经医院检查，发现肝功能指标较以往明显升高，考虑是药物造成的肝损害。医生对王先生进行了保肝治疗，并调整了他的“慢阻肺”用药，更换了可能影响肝脏功能的药物，经过一系列的治疗后，王先生的肝功能恢复正常，同时“慢阻肺”急性发作也得到了控制。

健康小贴士：抗生素是慢性阻塞性肺疾病急性加重期的一种常用药，经常会有老年人凭经验自己使用抗生素。但是，作为处方药的抗生素并不能随便使用，因为长期服用抗生素不但会产生耐药性，还会引起药品副作用。抗生素的主要不良反应有肝肾损害、体内菌群失调、药物相互作用等。如果使用某种抗生素疗效不好时，很可能是治疗方案错误，也可能是耐药。医生会根据患者情况,调整用药或联合用药,配合使用祛痰平喘药,保持呼吸道引流通畅。因此使用抗生素必须在专业医生指导下根据药敏检测结果有针对性地用药,千万不能自己随便用药。

案例12 激素别谈之色变

案例:王女士,62 岁,有哮喘病史 40 余年,基础疾病有胃溃疡史,3 年前曾有上消化道出血史。患者一星期前哮喘急性发作,来院就诊后对患者重新评估病情,建议吸入激素加量,症状未控制。再次来院就诊,体格检查,听诊两肺哮鸣音明显,建议全身静脉激素治疗,患者坚决不同意,自述 3 年前全身激素应用后发生上消化道出血,对全身激素应用有担心。医生改用布地奈德雾化吸入治疗,3 天后该患者症状明显好转,一周后改为干粉吸入器治疗。

健康小贴士:糖皮质激素是治疗哮喘和慢性阻塞性肺疾病的常用药,激素的不良反应有体重增加、失眠、血压增高、血糖增高、消化道出血、骨质疏松、感染加重等。因此合理使用糖皮质激素是非常重要的,而雾化吸入激素与口服、肌肉注射、静脉用药相比,优点是可以直接作用于靶器官,起效迅速、疗效好、全身不良反应少,因此在哮喘未控制期、慢性阻塞性肺疾病急性发作期,雾化吸入支气管扩张药联合激素可以替代或部分替代全身应用激素。

三、特殊人群呼吸系统疾病用药

案例13　冠心病、心律失常患者哮喘发作时切忌乱用药

案例：张女士是一位哮喘患者，平时哮喘症状控制情况比较满意，偶尔使用沙丁胺醇缓解症状。同时张女士又有冠心病、心律失常（阵发性房颤）病史，服用中成药，病情较为稳定。近期张女士感冒后咳嗽症状明显，干咳为主，并且夜间咳嗽剧烈时偶有气急感。张女士使用沙丁胺醇吸入后咳嗽症状好转不明显，于是她增加了沙丁胺醇的用量，同时又加用了阿斯美。这样用了几天药，张女士出现了心悸症状，到医院做了心电图提示快房颤。医生考虑是张女士使用沙丁胺醇和阿斯美产生的不良反应，为她调整了哮喘用药，同时增加了心律失常用药，很快张女士心悸的症状得到了缓解，咳嗽、气急的哮喘症状也得到了缓解。

健康小贴士：包括哮喘及慢性阻塞性肺疾病在内的一些呼吸道疾病需要使用支气管扩张药物，这类药物往往对心脏有增快心率的作用，而对于冠心病、心律失常患者则有可能诱发心律失常。因此在这类患者的药物使用上要注意兼顾疗效和避免副作用。建议患者在医生的指导下用药。

案例14　糖尿病患者使用激素类药物需谨慎

案例：王阿姨有糖尿病病史，平时口服降糖药控制血糖。同时王阿姨还有支气管哮喘病，最近天气变化剧烈，王阿姨的哮喘病又发了，而且平时使用的吸入药物已经无法控制哮喘症状。王阿姨在小药箱里找出了以前曾经用过的强的松片，自己口服强的松治疗。当天王阿姨感觉气急症状确实有些缓解，于是就继续服用了几天。之后王阿姨想起这段时间忘记测血糖，而且感觉全身乏力，于是到医院检查。血糖检测提示空腹血糖12.0 mmol / L，血电解质提示血钾 3.0 mmol / L。医生给予王阿姨补钾治疗，并调整了口服降糖药的种类和剂量，根据王阿姨目前哮喘症状适当减少了强的松的剂量，增加吸入激素剂量。接下来的一段时间内，在密切随访血糖电解质并控制哮喘症状的基础上，逐渐停用口服强的松。王阿姨的气急症状得到了有效缓解，电解质恢复正常，血糖水平也得到了控制。

健康小贴士：哮喘症状在使用吸入药物控制不佳时，可考虑口服糖皮质激素。但需要注意全身使用激素的副作用，包括血糖升高、电解质紊乱等。尤其对于糖尿病患者来说，血糖升高可能更为明显，需要密切随访血糖、电解质等指标，遵医嘱用药。吸入激素后生物利用度几乎为零，对血糖的影响很小，但建议糖尿病患者如果增加吸入激素剂量，也应当注意随访血糖变化。

案例 15　老年男性患者慎用感冒止咳药物

案例：许老伯最近感冒，咳嗽比较多，影响休息。于是，许老伯服用了一些感冒药和咳嗽药水，结果第二天出现了排尿困难，可把他急坏了。医生为许老伯做了相应的处理，并询问了许老伯病史。原来许老伯平时就有夜尿多、小便速度变慢、小便排不干净的现象。这些都是前列腺增生的表现，在老年男性中较为常见。平时许老伯没有当回事，可是感冒药和咳嗽药水中的一些成分，如扑尔敏，会加重排尿困难，甚至导致尿潴留。医生建议许老伯调整用药，一方面服用缓解前列腺增生尿路梗阻的药物，另一方面选用一些不会影响排尿的感冒药。这样用药后不久，许老伯的两个问题都得到了解决。

健康小贴士：良性前列腺增生在老年男性中比较常见，并不是所有出现相关症状的患者都进行了明确诊断和治疗，很多患者甚至不知道自己存在前列腺增生。一部分患者在使用感冒药和止咳药的过程中可能会出现排尿困难明显加重的现象。因此对于已明确诊断前列腺增生的患者在用药时要注意避免上述不良反应，对于未明确诊断前列腺增生的老年男性患者，在选择某些感冒药物和止咳药物时要考虑排尿情况。

案例 16　孕妇哮喘急性发作用药需遵医嘱

案例：胡女士怀孕 6 个月，最近因为受凉感冒诱发了常年不发的哮喘。因为怀了宝宝，胡女士对用药十分顾虑，只敢用一些感冒中成药。但胸口闷、咳嗽的症状仍然明显，近期夜间因为剧烈咳嗽、胸闷时常需要坐起。就医后医生向胡女士解释，孕妇并不是不能使用西药，而且哮喘急性发作时更需要控制症状，否则剧烈的咳嗽可能会造成腹压增加，继而造成宫内压增高，同时哮喘造成的缺氧也会影响胎儿的健康。胡女士根据医生的建议，口服孟鲁司特片，短期使用吸入支气管扩张药以及吸入激素治疗，哮喘症状很快得到了控制。

健康小贴士： 有哮喘病史的妊娠期妇女在怀孕期间可能因全身激素水平变化等原因出现哮喘急性发作，这种情况下需要及时就医，在医生的指导下早期快速控制哮喘症状。

案例 17　青光眼患者慎用呼吸道药

案例： 小马最近感冒后出现干咳，用了一些常用的止咳药水没有明显好转。恼人的干咳不仅影响他日间的工作，更对夜间休息造成困扰。同事小刘拿了一种口服药给他，说自己前段时间也是咳嗽，吃了这种药后咳嗽好了。于是小马试了试小刘给他的药，吃了两天之后出现了头痛、视物模糊的症状。其实，小马服用的这种止咳药里含有马来酸氯苯那敏，具有抗胆碱作用，可以缓解一些因过敏原因引起的咳嗽症状。但是小马有闭角型青光眼病史，抗胆碱能药物会加重青光眼症状。因此这类患者需慎用药物。

健康小贴士： 在呼吸道疾病的某些药物中，如含有马来酸氯苯那敏的阿斯美，噻托溴铵和异丙托溴铵吸入剂都具有抗胆碱作用，因此闭角型青光眼患者需慎用。

案例 18　胸外科手术患者需要使用黏液稀释剂

案例： 周老伯因食道良性肿瘤在胸外科行手术治疗，手术前后医生给周老伯使用了氨溴索(一种呼吸道黏液稀释剂)。周老伯很疑惑，他是开食道，而且他也没有肺部疾病，为什么要给他用这个药呢？这是因为在手术前后及手术中的这段时间称为“围手术期”，其间的相关护理和治疗对患者术后恢复、减少并发症等起到了重要作用。周老伯进行的是食道手术，属于胸外科手术，可能对患者的肺功能造成影响，术后因疼痛而使主动咳嗽减少、有效咳嗽功能减弱，加之老年人气道纤毛功能减弱等原因，导致气道分泌潴留、痰液排出减少，增加了术后感染、呼吸衰竭发生的风险。术前使用氨溴索可以帮助净化气道，术后使用氨溴索可以促进气道内痰液稀释并排出，同时还具有抗氧化、保护肺功能的作用。

健康小贴士： 进行胸外科手术的患者，尤其是老年患者，术前要注意戒烟至少 2 个月，控制原有肺部疾病，注意营养支持和肺功能锻炼。术后要注意尽早翻身，避免长期卧床不动，同时给予呼吸道黏液稀释促排药物，避免痰液潴留。